协和医生答疑丛书
荣获国家科技进步奖
中国科协繁荣科普创作资助计划资助创作
中国医学科学院健康科普研究中心推荐读本

颈椎病

132个怎么办（第2版）

主　编　叶启彬

编写人员（以姓氏笔划为序）

仉建国　王以朋　王明新　叶启彬　田　野
任龙喜　邢更彦　刘展亮　匡正达　华桂如
吕　原　孙　彤　纪慧茹　吴志宏　吴树辉
张　宇　张　涛　张　嘉　李　欣　李　健
李　莉　李端明　杜心如　杨传锋　肖森盛
庞晓东　林　进　金　今　赵　宏　倪道凤
翁习生　曹　燕　曾　明　廖　震

中国协和医科大学出版社

图书在版编目（CIP）数据

颈椎病132个怎么办/叶启彬主编. —2版. —北京：中国协和医科大学出版社，2010.1

（协和医生答疑丛书）

ISBN 978-7-81136-260-2

Ⅰ. 颈… Ⅱ. 叶… Ⅲ. 颈椎-脊椎病-诊疗-问答 Ⅳ. R681.5-44

中国版本图书馆CIP数据核字（2009）第180218号

协和医生答疑丛书

颈椎病132个怎么办（第2版）

主　　编：叶启彬
责任编辑：庞红艳　左　谦

出版发行：中国协和医科大学出版社
（北京东单三条九号　邮编100730　电话65260378）
网　　址：www.pumcp.com
经　　销：新华书店总店北京发行所
印　　刷：北京佳艺恒彩印刷有限公司

开　　本：700×1000毫米　　1/16开
印　　张：9.25
字　　数：110千字
版　　次：2010年7月第二版　　2012年6月第五次印刷
定　　价：18.60元

ISBN 978-7-81136-260-2/R·260

（凡购本书，如有缺页、倒页、脱页及其他质量问题，由本社发行部调换）

丛书序言

“协和”是中国医学的金字招牌，也是许多中国百姓心中最高医学水平的象征。正是如此，全国各地近些年如雨后春笋般地出现许许多多的“协和医院”。但医学界知道，“协和”有北京、武汉、福建三个老牌医院；对于北方的大多数人而言，“协和”特指北京协和医院和北京协和医学院。

“北京协和”联系着黄家驷、林巧稚、张孝骞、吴英恺、邓家栋、吴阶平、方圻等一位位医学泰斗，也联系着一代代“新协和人”的劳动创造。这里有科学至上、临床求真、高峰视野、学养博深等闪光品格，也有勤学深思、刻苦务实、作风严谨、勇于创新等优秀精神。

“协和医生答疑丛书”是协和名医智慧和经验的总结，由北京协和医学院和北京协和医院众多专家参与编写，体现了这些专家对疾病的认识和对患者的关怀，更重要的是展示了他们多年甚至是一生临床诊疗的丰富经验。

“协和医生答疑丛书”因为其科学性、权威性和实用性，获得中国科普图书最高奖——国家科学技术进步奖二等奖。协和专家长期从事专业工作，写作语言并不十分通俗，也不够活泼，但这些在医学巅峰的医学专家写出了自己独特的经验和独到的见解，给读者尤其是患者提供了最科学最有效的建议。

几十年来，全国各地成千上万的患者为获得最好的治疗，辗转从基层医院到地市医院，再到省级医院，最后来到北京协和医院，形成“全国人民上协和”的独特景观。而协和专家也在不断总结全国各级医院的诊疗经验，掌握更多的信息，探索出更多的路径，使自己处于诊治疑难病的优势地位，所以“协和”又是卫生部指定的全国疑难病诊疗指导中心。

“协和医生答疑丛书”不是灵丹妙药，却能帮您正确认识身体和疾病，通过自己可以做到的手段，配合医生合理治疗，快速有效地康复。书中对疾病的认识和大量的经验总结，实为少见，尤为实用。

袁钟

中国医学科学院健康科普研究中心主任

2010年春

再版前言

《颈椎病100个怎么办》自2000年问世以来，承蒙广大读者厚爱，曾多次印刷。根据广大读者反馈意见和近几年颈椎病诊疗的进展，我们对原书进行了增订和修改，补充了一些新内容，如人工椎间盘及椎间融合器等，并对颈椎病的一些误诊、误治现象作了更详细解释以利病人自我识别。希望广大读者一如既往呵护本书，多提宝贵意见。

叶启彬

2010年1月

第一版前言

颈椎病是危害广大人民健康的常见病、多发病。目前国内外在其发病原因研究、诊断和治疗方面均已取得了长足进步。然而，在不少病人及基层医务人员中，对本病的认识仍然存在许多误区。希望本小册子出版能给他们一些帮助和启迪，尽早克服本病对人民健康的危害。

颈椎病一般说来会随年龄增长缓慢发展。轻型颈椎病通过本书介绍方法先行非手术治疗，都能收到缓解症状效果。广大病人渴望出现一种药物能“化掉骨刺”，这是医务工作者在未来21世纪里努力奋斗的目标。然而许多江湖游医利用人们这种愿望和害怕手术心理，超前提出他们的“祖传”的“宫廷”的什么“秘方”，什么“丹”“灵”“贴”“袋”……，五花八门所谓“中药”疗法，能“化掉骨刺”进行欺世盗名、盗钱。到我们医院来手术的病人，大多曾花掉几千元甚至十万多元血汗钱。更有甚者，一些不法“医生”在中药中加入有副作用的“激素”。以其中激素能暂时缓解症状作用诱使病人长期使用，致使发生激素性股骨头坏死。这应引起人们的警惕。对于严重颈椎病，目前唯一有效办法是手术治疗，成功率是很高的，并发症极少见。希望本书能帮助病人正确选择治疗方法，早日解除病痛。本书是作者们根据临床实践经验编写的，也许有不足和不妥之处，希望广大读者多提宝贵意见。

北京协和医院骨科
叶启彬

颈椎病诊治问题导读

颈椎在人们的生活和工作中活动很多而且幅度较大，虽然没有明显的外伤，但大量活动和劳损的日积月累，即可造成慢性的损害，出现一系列的老化、退变表现。如椎体前后缘及钩椎关节上出现骨刺，关节囊、韧带发生肥厚或者钙化等等。这些变化上了年纪的人都会出现，就像金属的门轴磨久以后边缘逐渐出现毛刺一样，是一种随着年龄增长而发生的变化。但颈椎发生退行性变，不一定都是颈椎病。国外 ALBER 医生观察 500 例 X 线片上有骨质增生的病人，1/3 长时间没有症状。只有当骨刺或增生压迫周围神经或血管的时候，才会出现一些症状，如头晕、恶心、肢体麻木等，形成颈椎病。据统计，我国的颈椎病发病率比较高，但人们对颈椎病的认识却很少，对其危害也知之不多。由于颈椎病可以引起一些严重的并发症，如压迫椎动脉引发脑血管病，压迫脊髓造成瘫痪等。因此，一旦被诊断为颈椎病，在医生及周围人们的游说下，常常被一些问题所困扰，如①诊断上的困惑，诊断对不对，会不会误诊；②确诊颈椎病以后，后果会怎样，该不该做手术；③如果选择做手术，会不会做不好造成瘫痪；④有没有不做手术可以防治的方法呢？下面就这几方面谈一点个人意见。

1．诊断要正确，要科学。前面谈到只有颈椎上出现老化退变，压迫周围脊髓和神经、椎动脉，出现神经症状和体征的时候，才能诊断为颈椎病。现在存在两种错误的倾向，一种是许多病人，甚至一些医生，一看到 X 线片上有骨质增生或者生理曲度改变，便诊断为颈椎病，把骨刺和颈椎病等同起来，这是错误的。第二种错误的倾向是不仔细分析病人体征，仅凭病人的症状妄下结论，如病人有头晕、恶心，就诊断为椎动脉型颈椎病；若病人主诉手麻，就诊断为神经根型颈椎病等等。要知道颈椎病的症状和体征大多不是它独有的，其他许多疾病也可引起类似的症状。最常见的是肩周炎、枕大神经痛，也可以引起颈椎僵直、头晕、恶心、视物模糊等。我们在门诊看到所谓的"颈椎病病人"，有1/3是这些疾病被误诊的。所以我建议医生们在下诊断之前，要仔细检查病人，不要单凭症状，也不要只凭X线片上的表现就下诊断。还要再根据病人的症状进一步检查，确定症状确实是由颈椎老化退变引起的，这样才能正确诊断颈椎病。

2. 颈椎病患者要不要手术。在X线片、CT或CTM上显示有骨质增生或有颈椎间盘膨出或突出，有些医生就动员病人手术，甚至武断地说："你不做就会瘫痪。"我曾经在对下级医生讲课时说过："医生开刀的对象是病人，而不是X线片。"意思是说颈椎X线片上有了颈椎退化、老化的现象，但是病人如果没有明显的症状，就不一定要手术。因为颈椎老化、退化的进展非常缓慢，不一定会造成神经系统或血管的压迫。我们常常从MRI侧位片上可以看到脊髓压迫，但是仔细看一下横切面的椎间盘膨出和突出，只是轻度压迫硬脊膜囊，尚未压迫到脊髓，也未压迫到神经。这样的压迫或突出、膨出并没有临床意义，不一定非要做手术，可先进行保守治疗。当病人出现有肯定的神经系统症状、体征，而且这些症状或体征确实来自颈椎而不是来自其他疾病，又经非手术治疗无效时，特别是又出现肌肉萎缩、反射亢进、病理反射、肌张力下降和肌电图显示有明显的神经损伤等现象的时候，我们应该动员病人进行手术治疗。

还有另一种相反情况值得我们注意，有些患者MRI显示脊髓压迫非常明显，甚至压迫超过脊髓1/3、1/2，把脊髓压迫得很扁很扁，甚至脊髓内出现高信号，表示有水肿、脱髓鞘现象等严重情况，但是病人的自觉症状却很轻，常常不予重视，不按医生要求进行及时正确的治疗，最后发生危险的后果。这是因为压迫是缓慢进行的，脊髓神经具有很强的适应性，逐渐适应了被挤压的情况，所以症状不严重。但是这个时候病情是严重的，因为脊髓已受到明显压迫，如果再外加任何微小的作用力，比如汽车急刹车时脑袋往后一仰，或者不小心摔一跤脑袋磕到墙上、地面上，即可能发生截瘫。所以当脊髓压迫很严重或已经出现有水肿高信号等严重情况时，虽然症状不重，我们也应该动员病人尽快手术治疗。

3. 做手术后会不会截瘫的问题。神经系统的损伤是脊柱外科手术存在的一种风险，国际上有报告，脊柱手术有5‰~6‰发生神经损伤、截瘫的危险。但总的来说，手术的风险还是比较小的，和上街过马路的危险程度基本相同。而且对于需要手术的病人，手术越早做风险越小。因为在颈椎病的早期，手术的部位离神经脊髓距离比较远，手术比较容易操作，不容易蹭到脊髓神经。由于很多病人缺乏医学知识，或者是某些江湖医生过多地渲染手术危险，使病人对手术治疗产生恐惧，目的是把病人留在他那里用他所谓的“祖传秘方”治疗，延误了手术的最佳时期，直到走不了路，大小便出现困难的时候才来治疗，当然会增加手术的危险和困难。而且脊髓神经受压迫过久，可能发生变性而不能完全恢复，影响了治疗的效果。

4. 由于对手术的畏惧，人们希望有一种不做手术、没有风险的方法来治疗颈椎病。这是21世纪医务工作者奋斗的目标。但必须告诉患者，颈椎病一旦形成，当脊髓神经受到压迫时，目前除手术治疗以外没有其他治疗办法。有什么灵丹妙药吗？没有！目前广告上宣传的都是骗人的，有的打着某医学专家的旗号进行欺诈，目的只是骗取病人的钱财。可以肯定地说，非手术治疗只适宜一些轻型病例，当这些病人由于不适当的劳动、运动或者不适当的姿势，比如长期伏案工作，颈椎长期处于一个姿势，引起神经根和周围脊髓的一些软组织劳损水肿，发生刺激而引起一些症状，可以口服一些药物，如扶他林、芬必得等，同时适当做牵引、制动、带颈托等，以减少颈椎的活动，有利于水肿的消退，使病人自觉症状有所好转；症状较重的病人也可以用2~3天小剂量的激素，以快速缓解症状。但这些治疗方法只能使病人的症状有所缓解，而局部突出的病变并没有好转，MRI、CT检查可见椎间盘突出的情况并无变化，所以保守治疗是有限度的。

颈椎病应该怎样来预防呢？这是大家所关心的问题。刚才说了颈椎病的形成是由于颈椎的过度活动或幅度过于剧烈，造成椎间盘、韧带、骨质的退化和老化。有一些劳动姿势，如长期伏案工作的人，长期低头就可造成颈椎软骨损伤。我们知道关节活动对软骨的营养有一定的作用，但是过多的关节活动容易使软骨磨损而发生老化、退化。另外如果软骨面牢固地、连续地处于受挤压的状态，软骨面也容易发生退变。所以保护关节面最好的办法，是关节软骨处于间断的挤压状态，这样有利于使滑液内的小分子物质，如葡萄糖浸透进关节软骨内，改善关节软骨的营养。现在在门诊发现颈椎病的病人有年轻化的趋势，许多30多岁年轻人的颈椎表现像50多岁人的颈椎。特别是一些白领或搞电脑的人，其工作姿势要求长时间使颈椎处于某种挤压状态，所以这些病人应该掌握这方面的常识，有意识地在工作和劳动时适当地变换姿势。这虽然很简单，却是最有效的保护颈椎软骨，减少退化的一种方法。

睡眠的姿势，过去常认为“高枕无忧”，所以有些人枕头枕得很高。但垫得很高时颈椎过度屈曲，使颈椎椎体前缘软骨受到挤压，长期如此，也会引起颈椎病。所以我们睡觉时，枕头睡下去中间压实的高度，最好为8～10厘米，这样平躺时颈椎处于一个平直的状态，不过屈也不过伸。但枕头也不能太薄，太薄的枕头使头后仰，使颈椎后部的软骨受到长时间的压迫，也容易引起颈椎病。枕头两边的高度15～20厘米，当你翻身侧过身子的时候，由于一侧的肩膀垫到身子下边，这时枕头两侧稍高一些，能使侧卧时颈椎也处于一个平顺状态。我们古代的枕头是很有学问的，它是中间低，两头高，而我们现在市面上卖的枕头都是中间高两头低，这是错误的。总之，你的枕头在你躺下去时应觉得很舒服，颈椎既不屈曲也不过伸。

另外，患了颈椎病以后，有的人喜欢按摩，也有基层医生为颈椎病人进行按摩治疗。但应当知道，颈椎的关节结构是不够稳定的，比腰椎、胸椎不稳定许多，暴力按摩是很危险的。所以对于颈椎病的治疗，我个人的意见是禁止按摩！

目 录

1. 何谓颈椎病?

颈椎病是指各种原因所致的下述颈椎结构的改变，如椎间盘突出变性、椎体边缘骨质增生、钩椎关节增生、黄韧带肥厚或后纵韧带钙化等，导致颈椎管或椎间孔变形狭窄，以致直接压迫刺激或通过压迫影响血液循环，使颈髓颈段、神经根、椎动脉或交感神经的功能损害（早期阶段），进而发生组织结构损害，出现一系列的临床现象，如肩颈部疼痛或有上、下肢不同程度麻木和瘫痪。颈部活动不当时出现头晕、耳鸣、恶心、视物不清和心悸等，临床上称之为颈椎病。

但应注意其他病也能引起上述症状，应注意鉴别（下面将会逐个阐述）。有了颈椎骨质增生也不一定会出现临床征象，这不能认为得了颈椎病，任何上了年龄的人都可出现，也不必谈骨刺色变，只要掌握它的规律，就可采取相应措施，预防或减轻它带来的影响。

2. 颈椎病的诊断标准是什么?

（1）临床表现与影像学表现相符，可以确诊。

（2）具有典型的颈椎病临床表现，而影像学所见正常，应注意除外其他疾病后可诊断为颈椎病。

（3）仅有影像学表现异常，而无颈椎病临床症状，不应诊断为颈椎病。

3. 导致颈椎老化的因素有哪些?

颈椎老化包括颈椎间盘、颈椎骨关节、软骨与韧带、肌肉、筋膜等所发生的退行性改变及其继发改变，可导致脊髓、神经、血管等组织受损（如压迫、刺激、失稳）从而产生一系列临床症状，主要是由于颈部肌肉受累、劳损、外伤，或者长期低头伏案工作及不良睡眠姿势等引起，患者颈椎生理曲度异常、椎间隙改变、颈椎肌肉炎性水肿、痉挛而产生一系列临床症状及体征。

4. 如何从颈椎的骨关节韧带的结构变化分析颈椎病的发病原因？

颈椎病是常见疾患，随着现代医学的发展，人们对此病的认识更加深入，所以从解剖学方面分析颈椎病的病因就显得更为重要。

人的颈椎共有7个，除第七颈椎外，其余的横突孔内均有椎动脉通过。椎动脉入颅后供应小脑、大脑后部、内耳及听觉中枢等结构。椎动脉与钩椎关节外侧相邻，当横突孔变小、钩椎关节退变增生及颈部过度屈曲时，可压迫椎动脉造成脑部缺血而出现眩晕、视物模糊等症状。

寰椎和枢椎之间无椎间盘，颈2以下才有椎间盘，故每个颈椎间连结结构包括椎间盘、两侧钩椎关节和关节突关节、后纵韧带及棘突间韧带、项韧带等。颈的伸屈主要在下颈段，所以当下颈椎有病变时则颈部僵硬、屈伸受限，钩椎关节及关节炎关节磨损增生可压迫椎动脉或神经根而引起症状（图1），后纵韧带钙化可向后压迫脊髓而引起四肢麻木、无力，双足踩棉花感及大、小便失禁等症状（图2）。

颈椎椎管内有脊髓通过。椎管狭窄、后纵韧带骨化及颈椎间盘向后突出（图2）均可压迫脊髓而出现四肢感觉运动障碍及大、小便障碍。颈神经根自椎间孔穿出，第1～4颈神经组成颈丛支配颈、外耳及枕部皮肤，颈2神经后支组成枕大神经支配同侧枕顶部至前额部皮肤感觉。所以上颈椎病变时累及枕大神经而出现颈后部疼痛和头痛、枕部沉重感等症状。颈5～8神经根组成臂丛支配上肢各结构，所以下颈椎病变为主的颈椎病表现为肩痛、手指麻木及部分肌萎缩。交感神经及食管位于椎体前方，当椎体不稳或骨质增生时出现交感神经刺

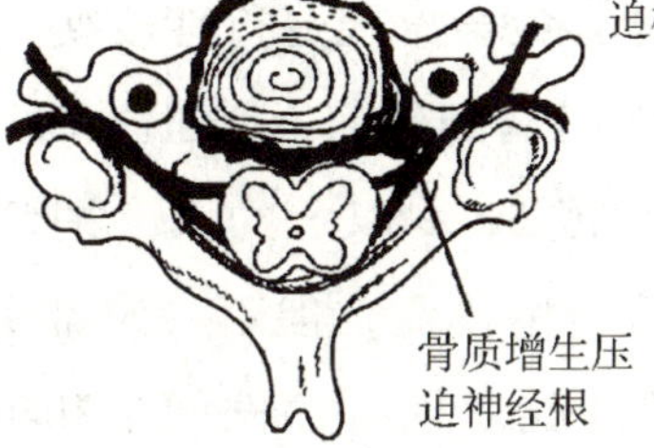

图 1　颈椎体前后增生退变

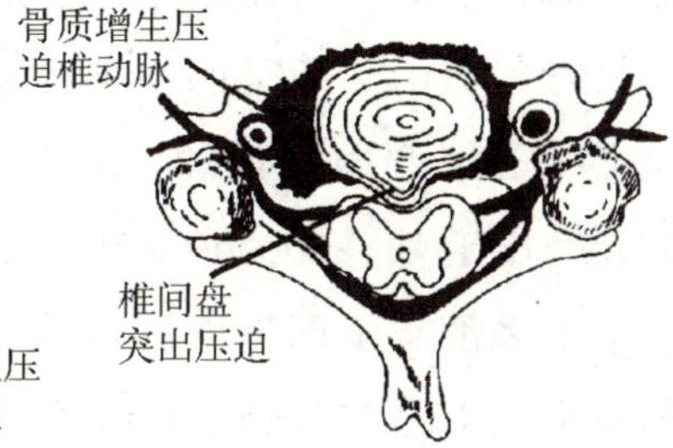

图 2　多种因素退变颈椎管和椎间孔狭窄

激症状如上睑下垂、视物模糊、偏头痛、心前区疼痛等表现。巨大的颈椎前缘骨刺可刺激咽后壁及食管而引起吞咽困难或咽部异物感。另外交感神经受刺激后还可造成椎动脉舒缩障碍引起椎动脉供血不足。

总之，颈椎骨关节韧带结构的病理改变是引起颈椎病的基础，不同结构受累可产生不同的症状、体征。从这可以看出，颈椎病极为复杂，而非单一疾患。

5. 有颈椎增生（骨刺）是不是一定有颈椎病？

在门诊常常见到一些病人带着 X 线片，忧心忡忡地来找医生说“我得了颈椎病怎么办？会截瘫吗?”。一看 X 线片只见有轻度增生，而临床检查无任何发现，医生告诉病人“单独 X 线片上一些骨质增生现象，不能诊断为颈椎病”。构成颈椎病必须具有两种因素：一是由于各种原因（主要是年龄增长所发生的退行性老化改变）引起的颈椎结构改变，包括骨质增生；二是这些变化已造成颈脊髓神经等的功能或组织结构上的损害而出现临床症状。二者缺一不可。所以 X 线片上照出有骨质增生（骨刺）或有颈椎生理曲度变直，许多放射科医生就在报告上写“颈椎病”，使许多病人背上思想包袱。单凭 X 线片就下诊断是不够科学的。骨质增生不能简单地与颈椎病画等号。随着年龄的增长，骨关节由于运动磨损不可避免会出现退行性改变（老化），年龄增加意味着“磨损”增加，就像门窗的轴日久磨损，轴（关节）的边缘也会磨出毛刺一样。40～50岁或50岁以上的人，拍颈椎X线片检查，差不多都有不同程度的骨质增生改变，但不一定都引起临床症状。作者本人10多年前拍X线照片就发现有颈椎增生和项韧带钙化，至今没有任何症状。相反颈椎病所引起的症状也不是颈椎病所独有的，许多病均可引起头晕、耳鸣和手麻，要仔细检查避免误诊、漏诊。在门诊常常可以见到一些中青年病人，在许多医院辗转治疗“颈椎病”无效，前来求治，一检查，其实是肩周炎和枕大神经痛引起的头晕和颈部不适，腕管综合征或肱骨外上髁炎引起的手麻、前臂酸胀和无力。正确诊断后，对症下药，一剂而愈。

6. 钩椎关节（Luschka关节）在颈椎病发生中的重要意义是什么？

从解剖学来看，颈椎椎体之结构除1、2节外，其余5节大致相似。钩突与相对应的上一椎体下方斜坡处相咬合，并构成钩椎关节，亦可称Luschka关节。钩椎关节前外方是向颅内及脊髓供血的椎动脉和伴行的椎静脉（在颈5以上静脉呈丛状）。椎动脉的管壁上有丰富的交感神经节后纤维附着，在钩椎关节的外后方为颈脊神经根穿过的椎间孔，此孔与椎体矢状径呈45度（图3）。钩椎关节参与颈椎的运动，其关节囊菲薄，因此当钩椎关节处骨质增生、外伤、劳损、松动，椎动脉遭受刺激与压迫时，可有交感神经症状同时出现。表现为单侧或双侧上肢的疼痛、麻木，以及椎基底动脉供血不足症状。体检可有压颈试验及上肢牵拉试验阳性。随着创伤性炎症的消退，症状可缓解和消失。影像学表现为颈椎X线片发现在钩椎关节处的骨刺形成。磁共振成像（MRI）（也就是我们通常所说的磁共振）或数字减影血管造影（DSA）可显示椎动脉扭曲或变细，但由于椎动脉解剖个体差异较大，此并不能作为诊断的唯一依据，应结合临床表现并排除神经内科疾患。

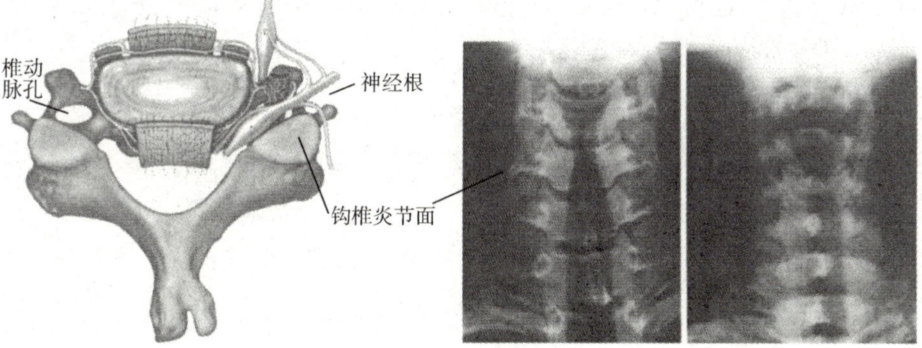

图 3　颈椎椎动脉及神经根与钩椎关节的解剖关系及 X 线片

7. 颈椎病在 X 线片上的表现如何?

在颈椎病的诊断上 X 线片是一项非常重要的检查内容。一般可拍病人颈椎正侧位片，必要时加拍左右斜位片，过伸过屈侧位片。

（1）颈椎病在正位 X 线片上的表现　钩锥关节有无增生（图 4）及椎间隙有无增宽或变窄，可观察双侧椎板宽度是否对称，棘突位置是否有偏歪或其他异常；在颈 1～2 开口位，可清晰地观察枢椎齿状突的形态，齿状突和侧方关节的间距以及侧方关节的关节间隙是否有倾斜或其他异常改变，以及第 7 颈椎横突有无过长，有无颈肋等。

（2）颈椎病在侧位 X 线片上的表现

1）曲度的改变；颈椎变直、生理前突消失或反弯曲（图 5）。

2）异常活动度及半脱位：在颈椎侧位及过伸、过屈侧位 X 线片中，可以见到椎间盘有移位改变。椎间盘变性以后，椎体间的稳定性下降，在动力性侧位片上，可表现为颈椎前屈时上一椎体的前下缘超过下一椎体的前上缘，后伸时则相反。临床上将这一现象称为“梯形变”或“假性半脱位”。

3）骨赘：椎体前后接近椎间盘的部位均可产生骨赘及韧带钙化（图8）。

4）椎间隙变窄：椎间盘可以因为髓核突出，椎间盘含水量减少发生纤维变性而变薄，表现在X线片上为椎间隙变窄（图5）。

5）椎间孔变小：为钩椎关节增生突入造成（图6）。

6）项韧带钙化：项韧带钙化是颈椎病的典型病变之一（图6）。常与有病变的椎体椎间盘相对应。

7）椎管狭窄：通过X线片对椎体矢状径和椎管矢状径的测量，可以判定骨性椎管是否狭窄。因个体差异，一般采用比值法进行判定。比值法公式：椎管比值 = 颈椎椎管矢状径（毫米）/颈椎椎体矢状径（毫米），正常值大于0.75，小于0.75为椎管狭窄。

注：C表示颈椎，如 $C_{4\sim5}$ 为颈椎4～5，本书后同。

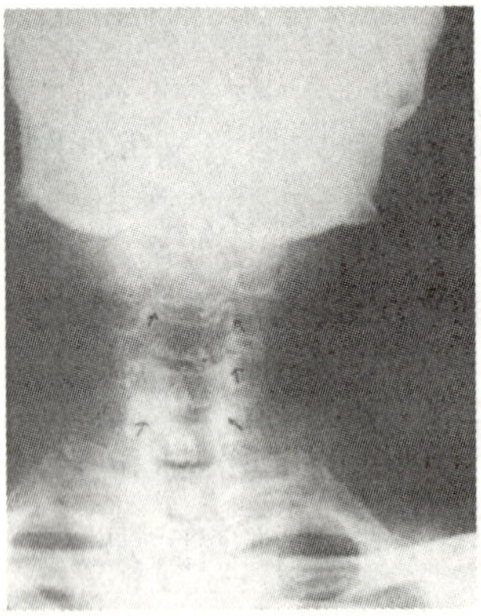

图4　钩椎关节增生

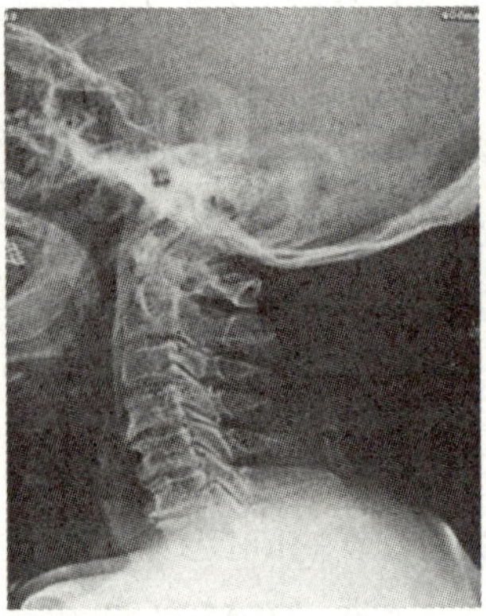

图5　颈椎的侧位片 $C_{4\sim5}$、$C_{5\sim6}$、$C_{6\sim7}$ 增生，椎间隙变窄，生理曲度变直，椎体前缘骨赘形成

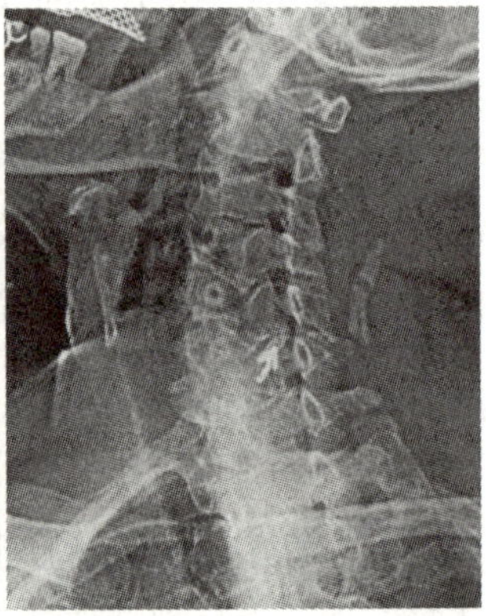

图6　钩椎关节增生 椎间孔变小

8. X线片颈椎前缘有小“骨化”灶是不是“增生”？

颈椎前缘有“小骨化灶”不是颈椎增生。颈椎的结构上在椎体的前方和后方各有一条纵向走行的韧带连接各椎体，称之为前纵韧带和后纵韧带。椎体在发育形成过程中可残留附加骨骺形成“钙化灶”，这不是增生（图7）。

在少部分人群中，该韧带可以出现特发性钙化，在X线片上表现为“小骨化灶”，产生的原因可能与遗传有关，具有家族性，在个别免疫疾病中如类风湿病时可以发生。二者的鉴别是要区分骨化灶是否与椎体紧密相连，如椎体增生则骨化灶与椎体密不可分，且在椎体上、下缘的周边部，而韧带骨化与椎体不相连且可在椎体的前缘前方。二者在诊断颈椎病时应加以区别（图8）。

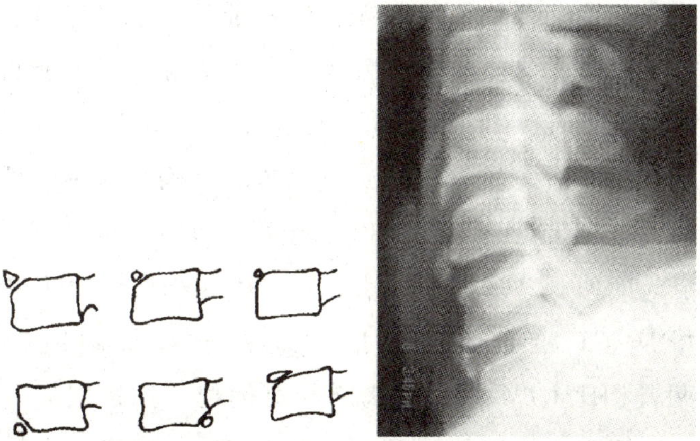

图7　附加骨骺形成的各种形状骨凸或“钙化灶”

中老年人颈部的长期慢性损伤，使颈椎退变，也可产生前、后纵韧带骨化，颈椎病时也可伴发。

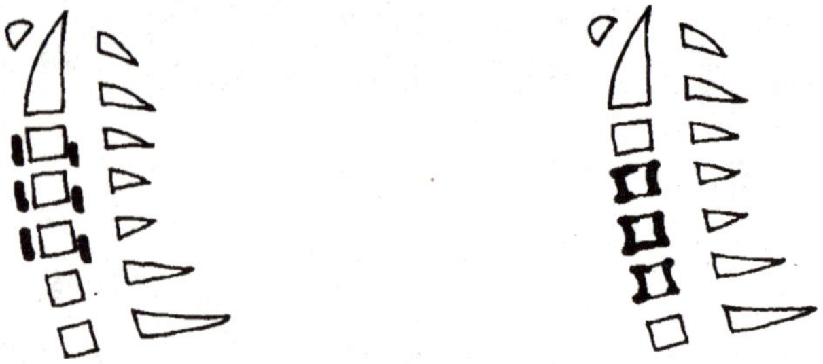

图8　韧带骨化与椎体增生的区别

9. 怎样看颈椎病的CT片？

颈椎病为颈椎骨质增生、椎间盘退变及后纵韧带增厚钙化等引起的中老年人常见病之一。诊断颈椎病的主要依据有三点：①椎间盘退变，包括变性、膨出、脱出；②骨质增生后纵韧带肥厚钙化；③颈椎管前后径狭窄和椎间孔狭窄。常规X线片能显示颈椎序列和生理曲度异常、椎间隙变窄、骨质增生、后纵韧带骨化等，但不能直接显示脊髓和神经根受压情况。CT（“CT”是计算机体层摄影术的英文缩写）检查的优点是：能清楚显示颈椎横断面解剖结构，显示骨质增生、椎间盘突出和后纵韧带骨化与脊髓和神经根之间的关系，可显示椎管和椎间孔狭窄。如何观察颈椎病的CT检查片呢？首先要了解它的检查方法。颈椎病CT检查方法包括普通扫描和脊髓造影CT扫描（CTM），两者相比CTM对颈椎病诊断更优越。扫描层面一般平行于椎体，与椎管垂直，椎体扫描层厚一般为3～5毫米，椎间盘区常采用1.5～2毫米薄层扫描，可得到颈椎及椎旁软组织的横断面解剖图像，也可以通过矢状重建技术获得矢状面图像。第二步了解扫描范围和部位。颈椎病CT扫描的重点区域是颈3～7。一般CT片上都有定位像，每一幅横断面图像均可在定位像上找到对应标线。第三步，逐幅观察颈椎横断面扫描图像，由外向内先观察椎旁软组织是否正常；椎体骨质结构是否正常，有无骨质增生及增生的部位和程度，后纵韧带和黄韧带是否有增厚骨化，椎间盘是否有突出，观察硬膜囊和神经根是否受压。椎体后缘骨赘压迫并占据椎管空间，造成椎管狭窄，椎管前后径小于11毫米即可诊断颈椎管骨性狭窄；钩椎关节和小关节骨赘造成椎间孔狭窄；横突孔骨质增生可压迫椎动脉；椎体前缘骨赘过长可导致食管受压。正常颈段椎管横断面形态为椭圆形，硬膜囊形态也为椭圆形，硬膜囊与椎管前壁、椎间孔等处大多都有脂肪间隙存在，椎间盘突出、骨质增生及韧带肥厚骨化等均可导致脂肪间隙变窄或消失，严重者压迫硬膜囊，造成硬膜囊变形。颈神经根的走行方向为两侧向外，周围有脂肪组织衬托，在高质量CT扫描图像上能清楚显示神经根受压现象（图9）。脊髓造影CT扫描能直接观察脊髓受压

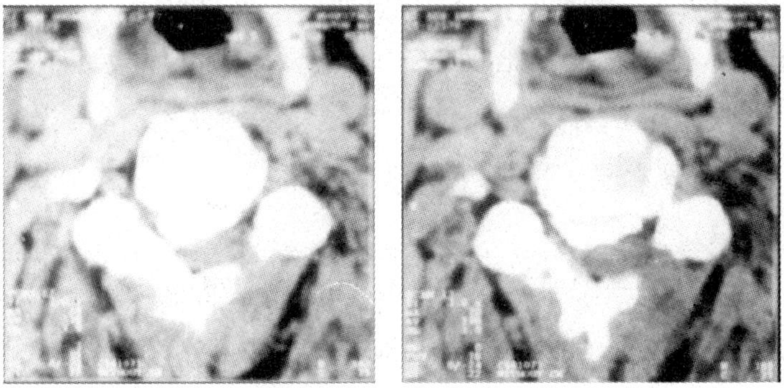

A　　　　B

图9　CT显示椎体后缘骨质增生，突入椎管造成严重颈椎管狭窄

变形和旋转征象（图10）。第四步，综合判断颈椎病累及范围、病变的性质和严重程度，并与临床症状相对照。CT检查特别是CTM扫描为颈椎病的分型、解释临床症状和制订治疗方案提供了可靠的依据。缺点是常规检查椎体数目有限，而且只能得到横断面图像，其他方位

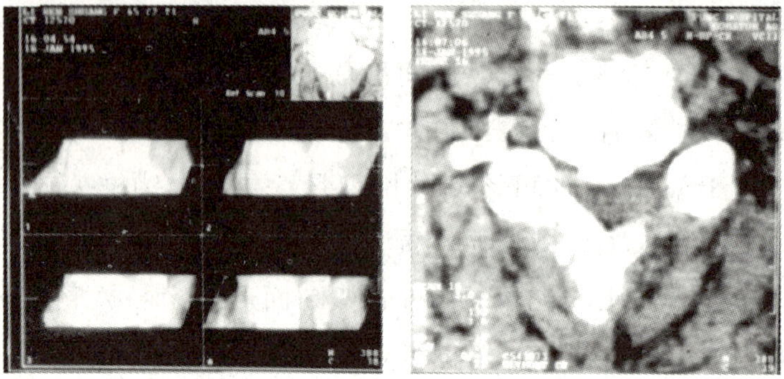

A　　　　B

图10　CT显示颈椎间盘突出，压迫左侧硬脊膜囊和脊髓

的图像需采用薄层扫描和图像重建的方法，如果检查范围过大，患者则受到大剂量的X线照射，下颈椎由于受肩胛骨等影响，伪影较严重，图像质量较差；且不能显示髓内病变。

10. 怎样看颈椎病的MRI片？

磁共振成像（MRI）（也就是我们通常所说的核磁共振）对颈椎病的诊断是非常有价值的，与CT检查相比具有以下优势：能够获得任意方向的断面图像；不受肩胛骨等影响，图像分辨率高，解剖层次清楚，除兼有常规X线和CT检查的优点外，MRI能显示椎间盘早期变性，能更清楚显示骨赘、椎间盘突出和韧带肥厚与脊髓的关系；能显示脊髓变性如萎缩、胶质增生、坏死及囊变等；能显示静脉丛迂曲扩张，椎动脉及横突孔狭窄等；无X射线危害。颈椎MRI检查一般采用自旋回波（SE）、快速自旋回波（FSE）或梯度回波（GRE）序列成像方法，颈椎矢状位和横断面图像是颈椎病检查不可缺少的，横断面图像主要扫描颈3～7椎间盘，或根据矢状位图像所见选择病变区域做横断面检查，其他方位成像根据需要选择。怎样看颈椎病的 MRI 片？观察颈椎病 MR 检查图像要注意两方面因素：一方面是形态学改变；另一方面是组织 T1 和 T2 信号变化，这往往受到不同的磁共振装置和不同的扫描方式影响而变化。T1 加权像（TR < 1000，TE < 20）显示椎体结构、脑脊液和脊髓等解剖结构方面较为理想；T2 加权像（TR > 1000，TE > 70）显示椎间盘病变、鉴别脑脊液与骨质结构和髓内脱髓鞘斑方面比较优越。首先在矢状位图像上观察颈椎的序列和生理曲度，有无椎体滑脱、椎间盘突出、骨质增生和韧带骨化（图 11 ~ 13）。椎体松质骨含脂肪成分，在 T1 加权像上呈中等信号，骨皮质、骨赘和后纵韧带骨化为无信号黑影。与椎体相比正常椎间盘呈长 T1 和长 T2 信号，变性椎间盘含水减少，T1 和 T2 值均缩短，信

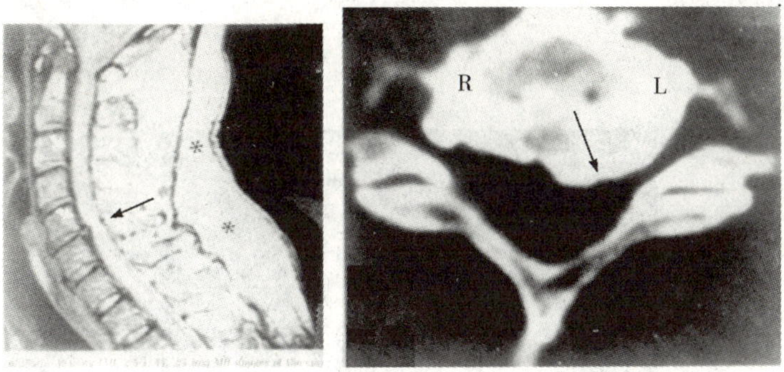

A　　　　B

图 11　MRI 颈椎侧位（A）及 $C_{4\sim5}$ 处 CT 横切面片（B）

MRI 示 $C_{5\sim6}$ 出现颈椎间盘突出，CT 片示左侧压迫更明显（箭头处）。

号减弱和不均匀，椎间隙变窄，椎间盘变薄，并可见间盘突出。第二步，观察颈椎间盘突出、骨赘、后纵韧带骨化和椎管狭窄范围和程度，对硬膜囊和脊髓的压迫情况，椎管内静脉丛是否迂曲扩张等。颈椎管硬膜外间隙主要包含血管、少量脂肪和结缔组织，脂肪在 T1 加权像上呈高信号。颈段黄韧带较薄，位于脊髓后方，呈中等信号。椎管容积的一半为蛛网膜下腔所占据，脊髓前方和后方的蛛网膜下腔间隙大致相等，蛛网膜下腔的脑脊液与脊髓容易区别，T1 加权像上脑

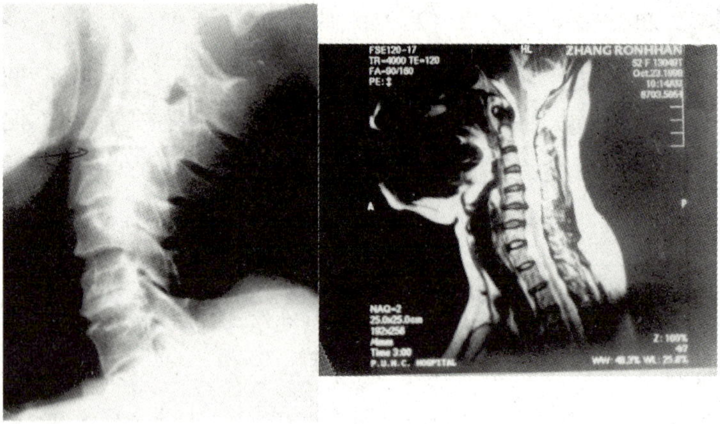

A　　　　B

图 12　A. X 线片示后缘骨质增生、后纵韧带骨化

B. MRI 示椎间盘突出

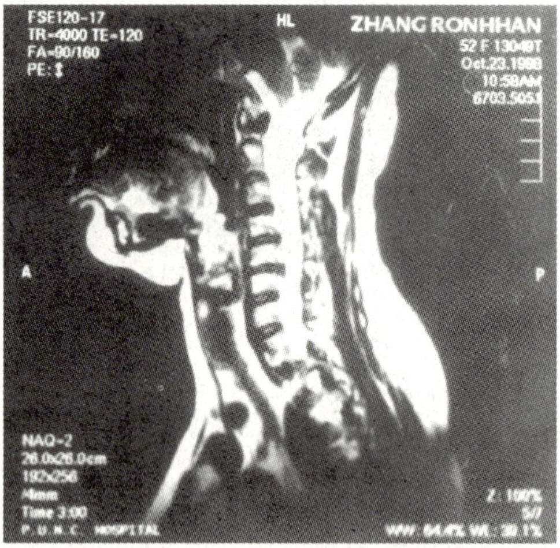

图 13　MRI 示椎间盘突出骨质增生

脊液的信号比脊髓低，T2 加权像上脑脊液信号比脊髓高。颈段脊髓呈柱状，横断面呈椭圆形，在臂丛神经根发出的 $C_{5\sim6}$ 水平略粗，正常情况下信号均匀。椎间盘突出、骨赘和韧带骨化等长期压迫脊髓可导

致脊髓变性，MRI 主要表现为脊髓内软化灶、囊变和萎缩。第三步观察横断面扫描图像，进一步了解间盘突出、骨赘和韧带骨化对硬膜囊、脊髓和神经根的压迫情况。第四步，解释临床症状，对颈椎病进行分型，综合判断颈椎病的严重程度。

11. MRI 显示脊髓内高信号说明什么问题?

在病人 MRI 检查的片子中可以看到在脊髓里面出现一个高信号（图 14），这是什么原因呢？这是脊髓受压迫后的造成的一个严重的病变现象，可能是水肿或脱髓鞘改变等，长时间不解决会影响颈椎病手术的效果，如果颈椎病病人在 MRI 片子中出现高信号，要尽快手术。还有一种病人，就是颈椎受伤，如明显的颈椎骨折，脊髓内可出现明显的高信号，随后可以出现囊性改变，称为创伤性脊髓空洞症，这种情况颈椎应该尽快手术稳定和减压，防止病变的进一步发展，有利于患者康复。

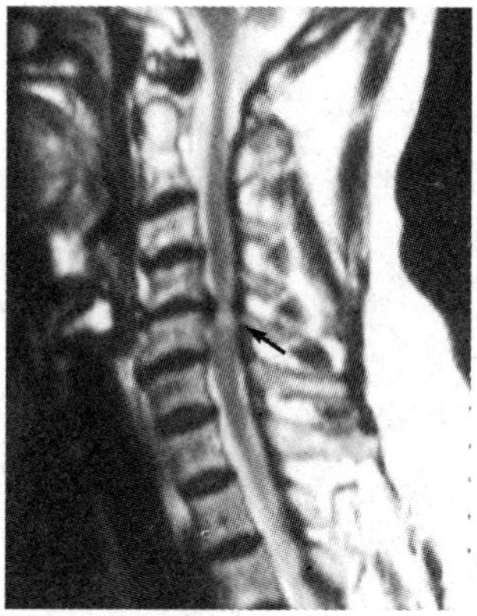

图 14　MRI 侧位示脊髓内高信号（箭头指白色小点）

12. 单纯用MRI图像来决定是否进行颈椎手术会产生哪些问题?

现在国内各大医院都有磁共振（MRI）检查，这个检查得到的图像对于诊断颈椎病，指导我们如何来设计手术方案是非常有帮助的，但在这里，我要给大家提出有2个倾向是值得商讨的。如有人一看见磁共振成像有颈椎退变，椎间盘有膨出或轻度的突出，对颈椎有些压迫，就告诉病人必须手术，如果病人同时合并有肩周炎、枕大神经痛等，产生一系列症状如头痛、肩膀酸痛、眼球发胀、恶心呕吐等，很多医生就把这些症状与颈椎退变结合起来，认为颈椎病严重。但是当我们仔细看相应的横切面片（如图15所示），侧位片看（图15A）脊髓前方有压迫，都是很轻的。从横切面看（图15B、15C）可以看出脊髓为灰白色（图15C中a），周围有一圈发白的东西（图15C中b），像是一条护城河围绕着脊髓，这是保护脊髓的脑脊液、脂肪等。从这些相应的横切面片子来看，“护城河”还没有消失，这种程度的压迫对脊髓本身没有造成多大的损害，再看看侧方的椎动脉孔是挺好的（图15C中c），神经根也没受压。我们虽然从侧位片上看到有些压迫，但从横切面上看，属于很轻度的退变，这样的病人没有手术指征，如病人自述症状很重，就应告诉病人，可能有其他病变（在有关章节中讲过），像肩周炎、肌腱炎，附着在枕外粗隆的肌腱发炎受到刺激引起枕大神经痛，这些病变治好后，病人的症状就缓解了，不需做手术了。

另外一种倾向就是从病人的MRI片子上看脊髓明显受压（图16），压迫已经超过脊髓前后径1/2，但病人症状不是很重，医生建议他做手术，他说“我没症状，不要做手术”。脊髓能够耐受缓慢的增加压迫，从其正侧位片子上看，压迫的已经很厉害了，为什么病人的症状不重呢？因为椎间盘的突出是以非常缓慢的速度进行的，所以

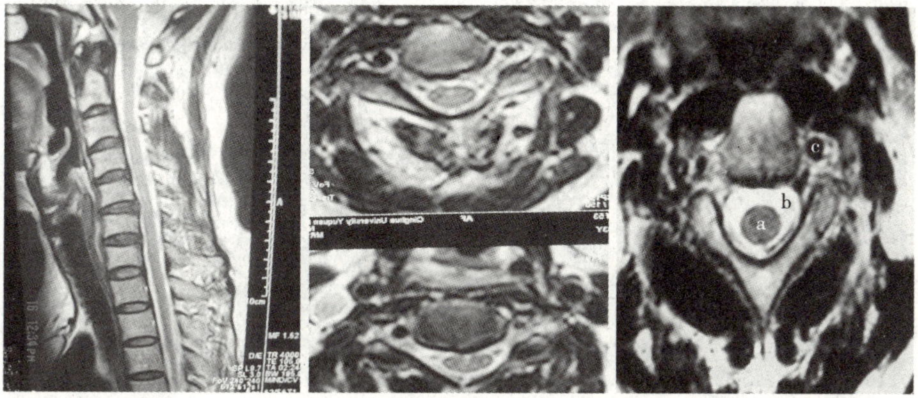

A　　　　B　　　　C

图 15　轻型颈椎退变的 MRI 相

A. 侧位片；B. 横切面片；C. 横切面片放大；a. 脊髓；b. 护城河；c. 椎动脉孔。

脊髓对压迫适应了，尽管病情很严重，但病人的感觉不严重。但这并不代表他的情况不严重。这种病人已处于高危状态，就是说脊髓已经受到很严重的压迫了，外加任何小的压力都可造成脊髓的急性完全损伤，如按摩，脑袋碰到墙上，坐车或开车的过程中遇到急刹车等这样的事情都会给颈椎一个外力造成截瘫，要给病人讲明这种利害关系，尽快手术。

13. 为什么 MRI 显示脊髓受压成“蜂腰状”狭窄？

MRI 侧位片有时显示脊髓的某一节段变细，像蜜蜂腰，这是由于脊髓同时受到前方和后方压迫造成的（图 17A、17B）。来自前方的椎间盘或后纵韧带骨化从前方压迫脊髓（图 17B），而后方黄韧带肥厚可在后方压迫脊髓囊（图 17C），前后方压迫造成脊髓“蜂腰状”狭窄。

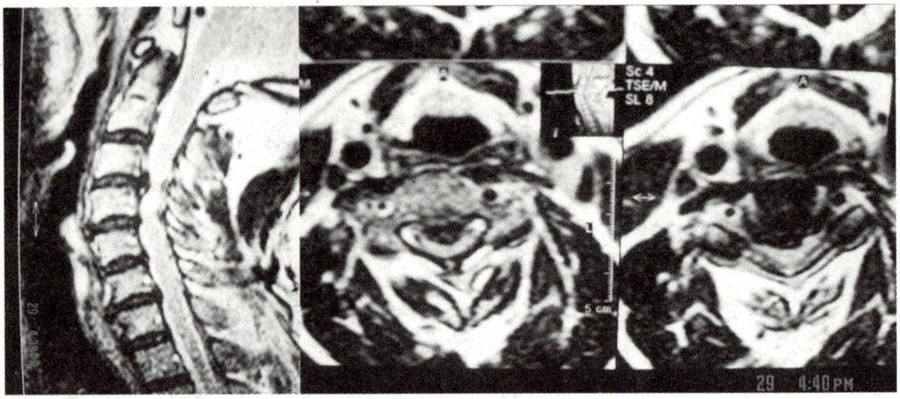

图 16　脊髓明显受压的 MRI 相

14. 颈椎病的肌电图检查有什么意义?

中枢神经系统的信号通过脊髓前角的运动神经元传递给肌肉。这些运动神经元称为最后通路，它们发出神经根，组成神经干和神经末梢。神经末梢通过神经肌肉接头，将神经冲动传递给肌肉，指挥肌肉的收缩和舒张。我们称一个运动神经元及其支配的肌肉纤维为一个运动单位。支配上肢和肩部肌肉的神经根全部要经过颈椎的椎间孔，当颈椎骨质增生或者软组织压迫到神经根时，受支配的肌肉就出现失神经的改变。

肌电图是用电子仪器记录肌肉自身的电活动。当神经受到损害时，肌电图显示肌肉出现一系列改变：①自发活动增多，表现为纤颤电位和正锐波增多；②运动单位电位时限增宽，波幅增高；③运动单位电位的相位增多；④大力收缩时募集电位波幅增高，神经元发放的频率增加。根据这些改变我们可以知道支配肌肉的神经是否受到损害。

上肢的肌肉是由不同的神经根支配的。从肩膀至拇指，从第五手

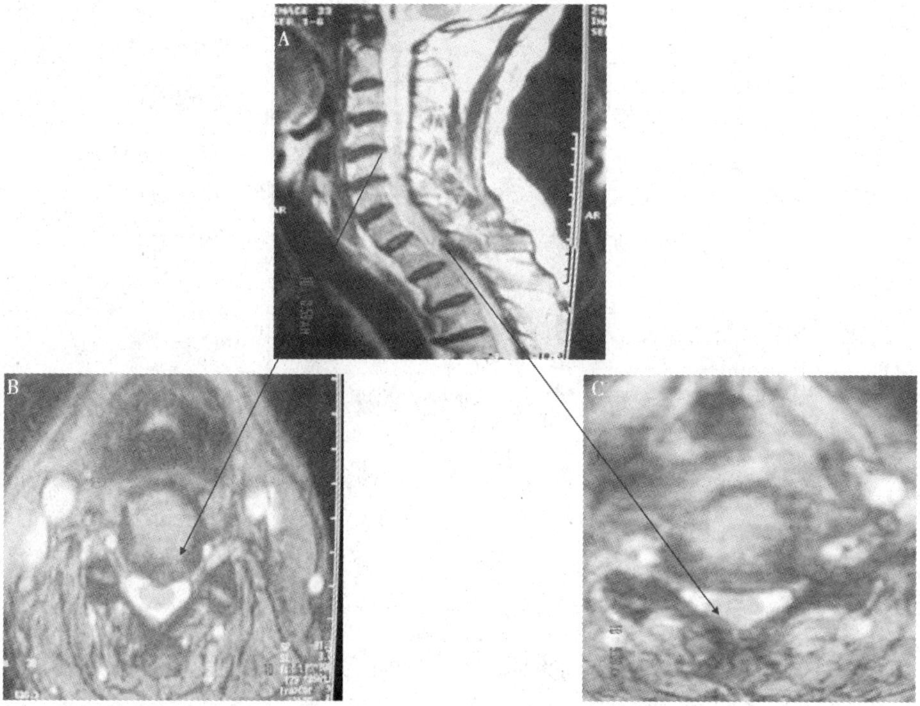

图 17　MRI 显示颈椎脊髓受压呈“蜂腰状”

AMRI 侧位相显示脊髓前后方同时受压；B 前方椎间盘突出或后纵韧带骨化压迫脊髓；C 后方黄韧带压迫脊髓

指至上臂的内侧分别按顺序由第 5、6、7、8 和胸 1 神经根支配。它们支配不同的肌肉，比如，三角肌由 C_5 神经根支配，肱二头肌由 C_5、C_6 神经根支配，肱三头肌则由 C_6、C_7 神经根支配，大鱼际肌主要由 C_7、C_8 神经根支配。肌电图可以根据这些不同的肌肉与神经根的关系，诊断有病的神经根，比如发现三角肌和肱二头肌同时有神经损害的病变，提示 C_5 神经根部位的损害。若肱二头肌和肱三头肌有神经性损害则提示 C_5 和 C_6 神经根的病变。因此肌电图还可以诊断是神经还是肌肉病变，所以肌电图可以诊断颈椎病是否压迫了神经根，压迫了那条神经根。同时也可以观察治疗效果，但是不能仅依靠肌电图诊断颈椎病（图 18 ~21）。

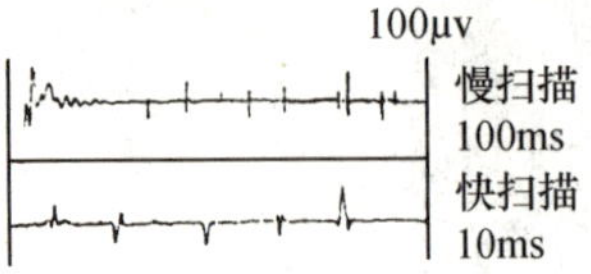

图 18　颈椎间盘突出症的肌电图肌肉完全放松

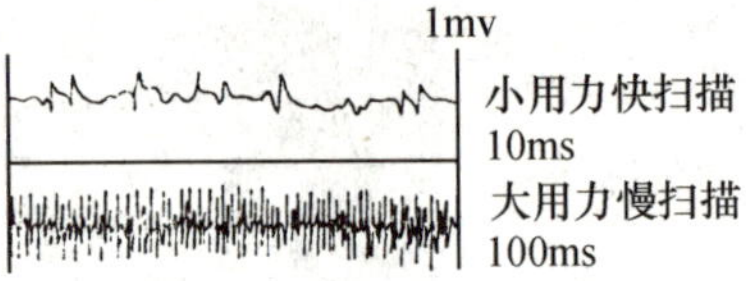

图 19　颈椎间盘突出症的肌电图肌肉主动收缩

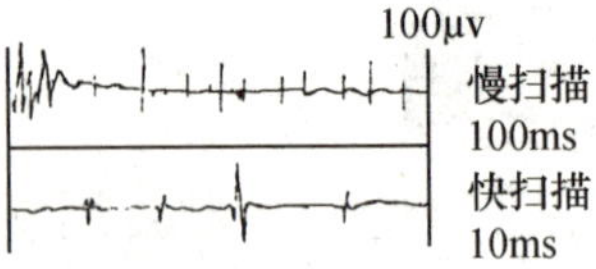

图 20　颈椎病的肌电图肌肉放松时

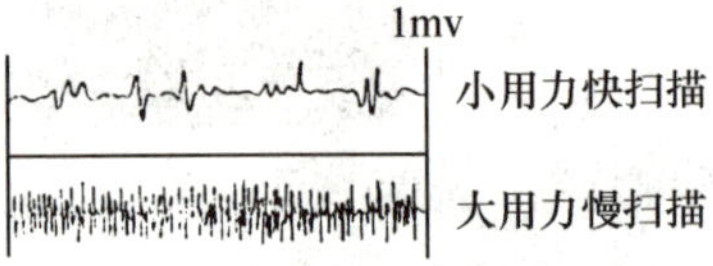

图 21　颈椎病的肌电图主动用力收缩

15. 什么是颈椎病的经颅多普勒检查？

血管内膜增厚、动脉粥样硬化，或者血管受压都可以引起血管狭窄或者闭塞，出现血流速度和方向改变。血管狭窄部位血流速度增快，狭窄和闭塞的远端血流速度下降。经颅多普勒超声应用多普勒效应原理测定动脉血管内的血流速度和血流方向，诊断血管是否狭窄或者闭塞，以及侧支循环建立程度，可以分别观察椎动脉的起始、椎管内及颅内段。

颈椎病的骨质增生或者椎间盘突出压迫神经根引起上肢无力和疼痛。压迫血管会引起血管远端的供血下降。椎动脉从第六颈椎进入横突孔，沿椎管两侧上行至第一颈椎出来进颅，行走在骨性的孔道之中，容易受到骨刺和软组织的压迫。另外颈椎病多见于年龄较大的患者，椎动脉常常合并动脉硬化，血管的顺应性下降，当转颈、仰头或者低头时压迫和影响血流比较突出，容易引起脑供血不足。因此，颈椎病的经颅多普勒超声所见主要是椎动脉颅内段血流速度下降。因为探头固定困难，所以比较难监测转颈时椎动脉血流改变情况。大脑后动脉是基底动脉发出的终动脉，在颞窗比较容易探及，探头也容易固定，所以监测大脑后动脉血流，帮助观察颈部活动时颈椎病对椎动脉血流的影响，可以发现颈部活动时血流下降，通常仰头对血流影响较多。

16. 颈椎病有哪些临床表现？

颈椎病临床表现多种多样。脊髓、神经、血管受到刺激或压迫而表现出一系列症状、体征。我们选用以下4种基本分型方法来介绍：

（1）神经根型颈椎病　颈椎病中神经根型颈椎病发病率最高，为50%～60%，临床上开始大多表现为颈肩部疼痛，短期内症状加重，并向上肢放射传导，放射疼痛的范围根据受压的神经根的不同而表现在相应的区域，皮肤可有麻木、感觉过敏、感觉减弱等异常情况，同时也可以有上肢无力、力量减弱、手指动作不灵活等，当头部或上肢姿势不当，或者突然牵拉，撞击患肢即可发生剧烈的闪电样锐痛。可见患侧颈部肌肉痉挛、头喜好偏向患侧，而且患肩上耸抬高、病程长的患者上肢肌肉可有萎缩。在颈肩部、三角肌部可有压痛，患肢活动有不同程度的上举、外展、后伸等限制。

（2）脊髓型颈椎病　由于压迫脊髓，早期临床表现颈部疼痛不明显，而是以四肢乏力、行走持物不稳等为最先出现的症状，随着压迫的加重，可出现四肢麻木、僵硬，行走笨拙，甚至不能站立与行走，部分病人出现胸部或腹部的束带感觉，大便失禁，排尿困难或尿急，尿频等。病程较长者，症状逐渐加重或者反复发作。感觉障碍主要以痛觉减弱或消失为主，手部肌肉可出现萎缩等。

（3）交感型颈椎病　可出现头痛或者偏头痛、头晕，特别是在头转动时加重，可伴有恶心，呕吐，视物模糊，视力下降，瞳孔扩大或者缩小，眼睛后部胀痛，心跳加速，心律不齐，心前区疼痛，血压升高，头颈部以及四肢出汗异常以及耳鸣，听力下降，发音障碍等，也可以表现为头昏、头晕、眼花、流泪、鼻塞、心动过缓、血压下降、胃肠胀气等现象。

（4）椎动脉型颈椎病　其临床表现为眩晕，是本病的主要症状，可以表现为旋转性眩晕，浮动性或者摇晃性眩晕。而头部活动时可诱发或者加重症状，亦可表现为头痛，以头枕部位，头顶枕部痛，亦可放射到头颞部，大多表现为发作性胀痛，可伴有失眠，神情恍惚等，可出现突发性弱视或者失明、复视，但在短期内可恢复，可以出现猝然摔倒，大多在头部突然旋转时或者屈伸时发生，倒地后再站起可以继续正常的活动，而且还可以有不同程度的感觉异常以及精神方面症状。

17. 颈椎病病人头部临床病象有哪些？

颈椎病是泛指颈段脊柱病变后所引起的临床症状和体征，其引起病人头部不适主要表现在交感神经型颈椎病及椎动脉型颈椎病，而在其他两型颈椎病头部病象不多。

交感神经型颈椎病：①交感神经兴奋症状：头痛或者偏头痛、头晕，特别是在头部转动时加重，可伴有恶心、呕吐、视力下降、瞳孔扩大或者缩小、眼睛后部发生胀痛、耳鸣、耳聋、听力下降、一侧面部无汗或者多汗等；②交感神经抑制症状，主要表现为头昏、眼花、流泪、鼻塞等症状。

椎动脉型颈椎病：其头部病象主要为眩晕，可表现为旋转性眩晕，浮动性眩晕，或者摇晃性眩晕，头部活动时可诱发或者加重症状，头痛。主要表现在头枕部位、头顶枕部位疼痛，也可放射到头颞部，大多为发作性胀痛，而且常伴有自主神经紊乱症状，如失眠、神情萎靡等症状。可以出现突发性弱视，或者失明、复视，短期内可自行恢复。当然大多颈椎病病人患有一至两型颈椎病，临床上称复合型颈椎病，亦可出现上述头部病象，而且老年性颈椎退行性改变是颈椎病的主要病因，而老年病人又多患有头、眼、耳等器官的疾患，这些因素又相互影响，共同存在，给诊断及治疗带来较多困难。

18. 颈椎病病人上肢临床病象有哪些？

颈椎病病人临床上开始的症状多为颈肩疼痛，而且在短期内可以加重，并向一侧上肢或双上肢体放射传导。放射疼痛范围根据受压部位的不同而表现在相应的支配区域，皮肤可以出现麻木，感觉过敏，感觉减弱，同时可以出现上肢力量减弱，出现手中持物突然失落的现象，症状多为单侧，也可为双侧肢体，可以出现上肢上举，外展，后伸有不同程度的限制，可出现上肢肌肉萎缩，上肢牵拉试验阳性，即医生一手扶患者颈部，一手握患肢腕部，向相反方向牵拉，而出现放射疼痛，可出现肱二头肌腱（C_6）及肱三头肌腱（C_7）腱反射减弱，亢进或消失，可引出病理性反射，如一侧或双侧的 Hoffman 征（+）。如为交感神经型颈椎病则可出现上肢体无汗或汗多现象，皮温改变等。

以上是颈椎病常见的上肢体临床病象，但其他疾病如腕管综合征，胸廓出口综合征，以及肌萎缩型侧索硬化症等，亦可引起上述上肢肢体的症状，故要做好鉴别诊断，给予正确的治疗。

19. 颈椎病病人下肢临床证象有哪些？

常多见于脊髓型颈椎病及椎动脉型颈椎病。多表现为四肢麻木，尤以下肢为主，双下肢或一侧下肢力量减弱，或僵硬，行走笨拙、困难甚至有腿软，有踩棉花感，不能站立及行走。感觉主要以痛觉减弱或者消失为常见，少数病人下肢本体感觉消失及震动觉消失，肌张力增高，活动僵硬，出现“折刀征”。膝反射亢进，跟腱反射亢进，可引出膑阵挛及踝阵挛，即病人仰卧，检查者以一手的拇示二指抵住髌骨上极，用力向下急促抵住髌骨，引起膑骨连续交替的上下移动——髌阵挛；踝阵挛即检查者一手托住病人下肢腘窝，一手握足，用力使其踝关节突然背屈，可以产生踝关节连续的交替伸屈运动。亦可出现白色划纹征，此症在下肢肢体表现明显，即用钝器轻而快地划过皮肤，在8~20秒内，划过之处出现白色划纹，可持续1~5分钟，这是交感神经兴奋，血管收缩所致。颈椎病病人下肢肢体可出现皮温发凉、无汗或多汗等诸多症状。

20. 颈椎病病人偏侧临床病象有哪些？

常见于脊髓型颈椎病病人，主要是颈椎间盘脱出或者骨质增生引起的脊髓一侧压迫症状。多好发于40~60岁，常是多节段的病变。一般不能按感觉异常的区域和水平定出病变的节段，按其感觉运动方面的异常表现，临床上可表现为偏侧型，即半侧运动功能障碍症状重，而另半侧感觉功能障碍症状重。可出现脊髓病手，病人手指间骨间肌肉出现麻痹，病人手臂前伸，手掌向下手指伸直时，小指略外展，严重的示指无名指不能向中指靠拢。另一个症状是手指握拳速度慢，10秒钟以内握拳次数在20次以内，手动作笨拙，细小动作失灵，如穿针引线、写小字等。下肢力量较弱，站立行走困难、步态不稳、容易跌倒、不能跨越障碍，可出现上下肢肌张力增高、腱反射亢进，及病理性反射的出现，如Hoffman征阳性、髌阵挛及踝阵挛的出现，重症时可出现Babinski征阳性，而感觉无明显异常表现，另半侧肢体则感觉或痛觉减弱或消失，但其表现不规则，缺乏区呈片状或者条状，肢体麻木，脚踩地有踩棉花感，而肌力和肢体运动影响不多。

21. 颈椎病病人交叉临床病象有哪些？

主要见于脊髓型颈椎病病人及椎动脉血栓形成的病人。按肢体感觉、运动的缺失，在临床上表现为肢体交叉功能障碍。其原因是颈椎椎管前后径窄，且颈髓5，6为颈膨大，故易被椎间盘突出、椎体后缘骨刺、骨化的后纵韧带、肥厚的黄韧带病理产物所压迫。在颈椎伸屈活动中，颈髓将在这些病理产物上反复摩擦致伤。更为重要的是刺激脊髓软脊膜上的交感神经丛，使脊髓前动脉和冠状动脉发生痉挛，甚至栓塞，使该段脊髓缺血、变性或坏死。颈椎间盘突出及其他退化物主要压迫一侧神经根并压迫同侧脊髓，可产生同侧上肢和对侧下肢的功能障碍，临床上表现为同侧上肢出现放射性疼痛、麻木、无力等症状，而对侧下肢出现无力、麻木等感觉和运动功能的下降或丧失。一侧脊髓完全压迫，可出现同侧下肢无力，行走困难等运动功能障碍而对侧下肢出现痛、温觉障碍，临床上称为 Brown－Seguard 综合征。此外，椎－基底动脉血栓形成时，也可出现交叉性肢体瘫痪或四肢瘫痪。

22. 颈椎病病人马尾神经病象有哪些？

首先解释一下什么是马尾神经。脊髓位于椎管内，呈前后稍扁的圆柱状，外包被膜，上端在枕骨大孔处与延髓相连，下端尖削，呈圆锥状，称脊髓圆锥，终止于第一腰椎下缘，腰、骶尾部的脊神经根，在未合成脊神经穿过相应的椎间孔前，在椎管内水平垂直下行，这些神经根在脊髓圆锥下方，围绕终丝集聚成束，呈马尾状，称为马尾神经。在马尾神经中存在排尿、排便及性功能的神经中枢，它控制完成排尿、排便及性生活等活动。当脊髓型颈椎病病人出现脊髓受压时，马尾神经所接受到的各种感觉和运动信号不能很好地经脊髓传导至大脑，导致病人的马尾神经失去大脑神经的支配，而出现一系列功能障碍，临床上表现为尿频、排尿困难、尿失禁等。排便障碍表现为便秘、大便失禁、排便急迫、自动性排便等。在男性病人中出现性功能障碍的在临床上也很常见，出现性功能减低或丧失，个别出现性功能亢进。女性病人以出现性欲减低者多见，常出现性感觉丧失。

23. 何谓椎动脉型颈椎病？

椎动脉自锁骨下动脉发出后，向内上穿入第6颈椎横突孔至寰椎椎动脉沟入颅，在颈段走行在钩椎关节及椎体的侧方。钩椎关节增生可对椎动脉造成挤压和刺激（图22），引起脑供血不足，产生头痛头晕症状，这就是椎动脉型颈椎病。少数变异椎动脉孔或横突孔狭窄也是造成该型颈椎病的原因。其主要临床表现是头痛头晕、耳鸣眼花、记忆力减退。其中头颅旋转引起眩晕发作是本病的重要特点。严重的病例可出现突然发作猝倒，并有暂短的意识障碍，但很快恢复神志，可自己爬起来，这种发作多数在行走时偶尔转颈部发生（如过马路左右看时）。其原因为转头时，脑部突然缺血所致。本病需与先天性椎动脉狭窄、闭塞和锁骨下动脉闭塞性脉管炎等相鉴别；耳鸣、耳聋、晕眩等要和听动脉栓塞、梅尼埃症相鉴别。

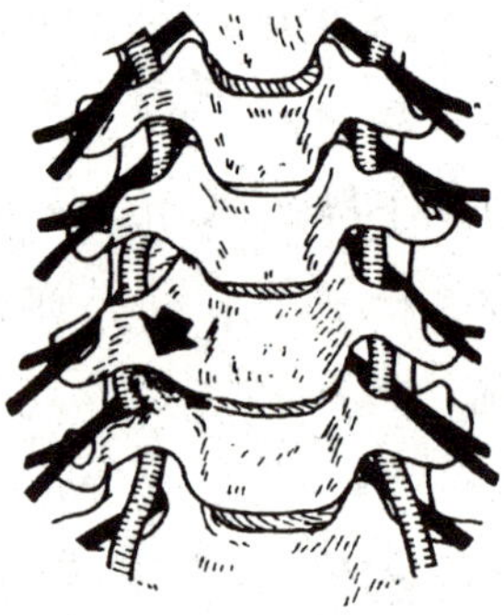

图22 钩椎关节增生压迫椎动脉

对于椎动脉型颈椎病的治疗，①首选非手术方法。颈椎牵引较为常用，该疗法的主要目的为限制颈椎活动，减少负重，使椎动脉受压减轻或缓解。牵引最基本的工具是颌枕吊带。现在市场上有许多令人眼花缭乱的新牵引器械，这些器械都试图使颈椎牵引方法更简单、更有效，但不管哪一种方法均需具备牵引和对抗牵引来实现，故应慎重选择使用；②颈椎制动的目的是使颈部肌肉休息，减少对椎动脉和压迫物之间的摩擦。制动主要应用塑料颈托或颈围领。有时需用石膏围领，但后者较麻烦，使用不方便。我院与解放军514医院旁支具矫治中心合作引进的硬塑颈部支具有轻便、坚实，佩带与拆卸方便等特点，是一种较好的支具，且可随不同病人的要求而定做。对于非手术治疗无效者可采用手术方法，一般采取前侧方入路，切除椎体侧方骨质及钩椎关节、增生的骨赘达到松解椎动脉、解除压迫的目的。

24. MRI图像上正常与不正常的椎动脉图像表现是什么？

椎动脉显影磁共振成像简写为MRA。图23正常椎动脉表现，图24、25为不正常的椎动脉影像，图24显示椎动脉扭曲，图25显示下椎动脉受到挤压变细（正常椎动脉可以略粗）。

钩椎关节增生可压迫椎动脉使椎动脉扭曲（图24）和管径变细（图25左侧），但椎动脉先天性狭窄或手术结扎一侧椎动脉也可无症状。

左

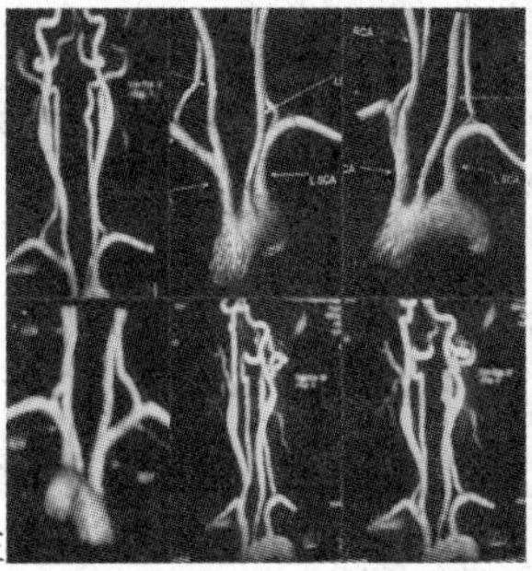

图23　正常椎动脉MRA影像

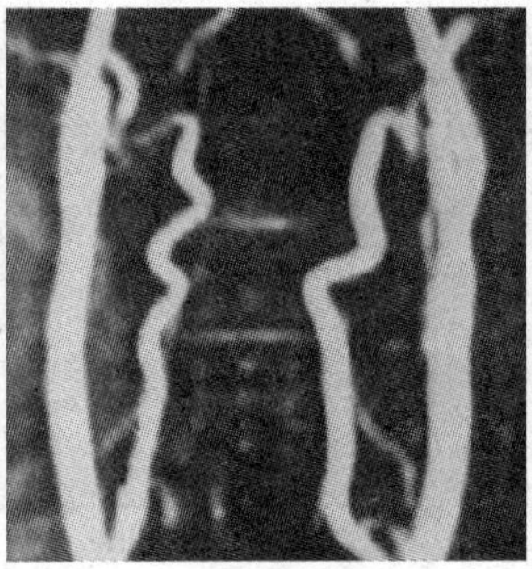

图24　椎动脉受压扭曲（左侧重）

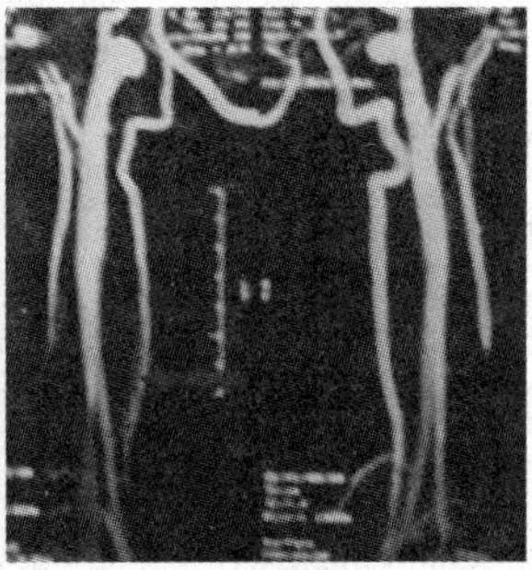

右

图25　椎动脉受压直径变细（左侧重）

25. 何谓脊髓型颈椎病？

脊髓型颈椎病是指颈椎间盘向后突出、椎体后缘骨刺、黄韧带肥厚、椎管狭窄、椎体滑移、不稳定等原因对脊髓的直接压迫，或者由于交感神经的刺激，导致脊髓血管痉挛等造成的脊髓变性坏死，并由此引起的以肢体功能障碍为特点的综合征。在颈椎病各型中，脊髓型虽然占的比例不高，为10%～15%，但对人体的影响较大，轻的影响生活，重的可以造成瘫痪及二便和性功能障碍。该病多为慢性经过，亦有急性外伤后诱发的。病变的好发部位为下颈椎，颈5、6和颈6、7间隙占90%，由于对脊髓压迫的部位和程度不同，可出现不同的临床表现。

主要表现为缓慢进行性双下肢麻木、发冷、疼痛和行走不稳、步态笨拙、无力。有的患者有踩棉花感、头重脚轻。束带感，身上如有紧带子捆绑的感觉，以致感到胸闷，初期常呈间歇性劳累，行走过多等可使症状加剧。少数病人偶尔在猛然仰头时感到全身麻木、双脚发软，甚至摔倒。随着病程的发展，症状可转为持续性。膀胱、直肠括约肌障碍也较常见，表现为尿急、排尿无力等，个别病人有性功能障碍。脊髓型颈椎病多以下肢症状为主，上肢症状轻微但多无神经根刺激症，这是引起误诊的原因。临床检查可发现上下肢腱反射亢进，病理反射阳性，X线片可显示病变椎间盘变狭窄、椎体增生，MRI检查可显示脊髓多节段受压呈波浪样压迹，严重者脊髓变细、椎间盘突出或脱出也能清楚地显示，也可以和椎管内肿瘤、脊髓内肿瘤、脊髓空洞症相鉴别。

该型颈椎病的早期可行颈托及围颈保护颈椎，但不宜牵引治疗。避免颈部剧烈活动。手术是治疗的主要措施。根据病变部位及程度可行前路或后路手术，或先做前路或后路手术，过一段时间后再做后路或前路手术。前路手术主要是切除椎间盘，解除脊髓压迫，后路手术主要是扩大椎管，使脊髓后移，从而间接地解除脊髓压迫。不管哪种手术方法，对颈椎病治疗均有效。

26. 为何要早期发现脊髓型颈椎病？

脊髓型颈椎病对人体健康的影响较大，其临床病象往往为一些病人和医生所忽视，早期一般误作为功能性紊乱，晚期则常常被认为是病因不明的脊髓退行性萎缩，以致不能得到合理治疗，使病情日益恶化，甚至出现四肢瘫痪，丧失生活和劳动能力。

脊髓型颈椎病早期症状多种多样：有感觉方面的，有运动方面的，有神经根受刺激表现，也有脊髓神经束的症状。现将临床上较常遇到的现象列举如下，提醒病人和医务工作者碰到这些类似现象时，能想到有本病可能，以便进一步检查。

（1）神经根刺激症状　主要出现在上肢，有上肢麻、木、胀、烧灼、疼痛或无力，可发生在一个手指或多个指尖，手的尺侧，也有在肩部、上臂和前臂者，可有沿神经走行方向放射的。

（2）下肢症状　有下肢无力、发抖、腿软及易摔跤等，也有一些伴有下肢发木及异常感觉者。

（3）半侧身体（一侧上肢、腰及同侧下肢）疼痛、麻木或肌肉震颤。

（4）交叉发病，即一侧上肢和对侧下肢出现麻木和疼痛。

（5）四肢同时出现上述症状。

（6）头部症状　头痛、头晕及头皮麻痛。

（7）马尾神经症状　会阴部感觉异常，尿频、尿急和腰痛腿麻无力。

当遇到与本病有关的上述症状时，应进行详细检查并严密追诊，以达到早期诊断，早期治疗的目的。

27. 何谓神经根型颈椎病？

由于颈椎间盘侧后方突出、钩椎关节或关节突关节增生、肥大，刺激或压迫神经根引起颈肩及手指麻木疼痛等一系列临床症状，称为神经根型颈椎病。颈椎病中该型发病率最高，为50%～60%，中老年人多见，但目前看来，青少年当中也有不少人发病，性别之间没有什么差异。不少病人有头颈部外伤史或“反复落枕”史。外伤可诱发颈椎病急性发作，随着发作次数的增多，症状也逐渐加重。颈部活动度大，长期低头工作，高枕者发病率较高。发病部位以下颈椎多见。这种颈椎病多为多发，病程长短不一，但大部分呈慢性病程，拖延时间长，反复发作，间隔时间不等，一般起病缓慢，但外伤、劳累、风寒、枕头和卧姿不当常为其诱发因素。

神经根型颈椎病临床表现开始多为颈肩痛，短期内加重，并向上肢放射至指尖，放射痛范围根据受压神经根不同而表现在相应皮肤区域麻木、过敏等感觉异常。同时可有上肢肌力下降、手指动作不灵活。当头部或上肢姿势不当或突然牵扯患肢时即可发生剧烈的闪电样锐痛。检查可见颈部肌肉痉挛，故头喜偏向患侧，病程长者可有手部肌萎缩，颈部可有压痛、叩击痛，患肢活动可受限。如果检查者一手扶患侧颈部，一手握腕，向相反方向牵拉，此时因臂丛神经被牵扯，刺激已受压的神经根而出现放射痛，这个试验称为臂丛牵拉试验（参看图36）。如患者头后仰并偏向患侧，检查者用手掌在其头顶加压，出现颈痛并向患肢放射称为压头试验阳性（参看图37）。X线片示颈椎生理前凸消失，椎间隙变窄，椎体前后缘骨质增生、钩椎关节、关节突关节增生及椎间孔狭窄等退行性改变。CT或MRI检查可显示颈椎间盘突出、椎管及神经根管狭窄及神经根受压表现。本病需与肩周炎、腕管综合征等疾病相鉴别。

治疗主要为非手术方法，包括颌枕吊带牵引，以解除肌痉挛，增大椎间隙，减轻对神经根的压迫和刺激。颈托和围领可限制颈椎过度活动，轻柔的手法按摩及理疗有加速炎性水肿消退，松弛肌肉，改善局部血循环作用。对于顽固病例，保守治疗无效者，可手术治疗。切除突出的椎间盘及部分增生的钩椎关节及骨赘，解除神经根压迫，以达到治疗目的。

28. 何谓交感神经型颈椎病?

颈部的交感神经关节发出的节后纤维随颈部神经及血管分布，其分布范围可至头颈、咽部、心脏、眶腔、瞳孔开大肌、上睑平滑肌及内耳等处。颈部神经根、后纵韧带、小关节和椎动脉、硬膜等组织病变可反射性地刺激交感神经而出现一系列临床征象，称为交感神经型颈椎病。其发病率虽然不高（占颈椎病的5%以下)，但症状繁多，影响广泛，包括患侧的上半部躯干、头部、上肢以及很多的内脏和五官，即颈部交感神经分布的区域均可受累，因而可以出现疼痛，感觉异常，血管运动、腺体的分泌和营养障碍，而且界限模糊，定位不清，所以极为复杂，有时难以确诊。其主要症状包括：①眼部症状：眼球胀痛、怕光、流泪、视物模糊、视力减退、眼前冒金星、眼睛干涩等；②耳鼻部症状：耳鸣、听力减退等；③头面部症状：头痛、偏头痛，头晕及面部发热、充血、麻木等；④血管运动障碍、血管痉挛症状：肢体发凉、发绀、皮温降低及血管扩张症状如指端发红、烧灼、肿胀等；⑤神经营养及汗腺功能障碍：皮肤发绀、干燥变薄、多汗或少汗、指甲干燥无光泽；⑥心血管症状：心慌、心跳、心律不齐、心前区疼痛、阵发性心动过速、血压时高时低等；⑦其他症状：如失眠、多梦、心情烦躁、易于冲动。

本病需根据上述症状受颈椎活动和姿势的影响，结合X线片所见的颈椎退行变，除外其他类似疾病才可诊断。所以有时易与冠心病，眼、耳部疾病相混淆，需仔细鉴别。本病的治疗主要是颈托保护及功能锻炼，同时应用药物对症治疗。

29. 何谓混合型颈椎病?

混合型颈椎病是指两种以上类型的颈椎病同时存在，如脊髓型和神经根型两者同时存在，神经根型和椎动脉型混合存在，或神经根型、脊髓型和椎动脉型同时存在。这种颈椎病的症状体征极为复杂，说明病变严重且同时累及了神经根、脊髓和椎动脉，故诊断主要根据症状、体征、X 线片及 CT 或 MRI 检查，治疗方法根据病情选择手术和保守疗法，基本上同其他类型的颈椎病治疗。

30. 何谓后纵韧带骨化症？

后纵韧带起于枕骨，沿颈、胸、腰椎椎体背侧向下延伸，达骶骨椎体。所以后纵韧带是位于椎管内纵行走行的韧带。位于颈椎段的被称为颈椎后纵韧带，由于尚未被认识的原因，该韧带发生硬化、骨化，从而引起椎管狭窄，压迫脊髓和神经，引起四肢感觉运动障碍及大小便障碍等症状。这就是所谓的后纵韧带骨化症。后纵韧带骨化症大多发生于颈椎，日本发病率较高。我国近年也逐渐报道且并不罕见。所以了解该病甚为重要。

后纵韧带骨化症主要的脊髓损害机制是骨化的韧带体积逐渐增大，占据椎管的一定容积致矢状径缩小形成颈椎管狭窄，可直接压迫脊髓，也可对脊髓前动脉和脊髓软脊膜动脉造成压迫，使该血管闭塞引起脊髓前 1/3 脱髓鞘变化。出现四肢麻木双下肢运动障碍。如果做 X 线检查，可发现椎管前壁呈条状骨化阴影，或云片状骨化阴影（图 26）。CT 检查可显示后纵韧带骨化的程度，及其压迫脊髓的情况。有时在影像检查时发现存在后纵韧带骨化，但无临床症状，不宜称为后纵韧带骨化症。对此症的治疗主要是手术方法，可根据病情及骨化的范围大小选

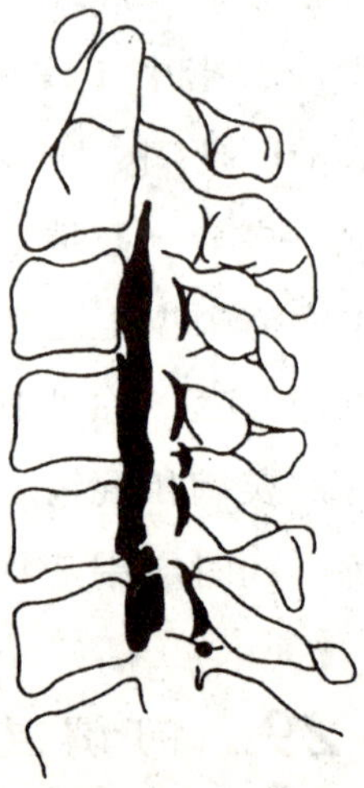

图 26　颈椎后纵韧带骨化

择前路或后路手术。只有症状轻微或年龄较大及合并重要脏器疾患不宜手术者，才采用保守治疗，亦可以用非手术治疗作为适于手术者的术前准备。一般用颈托固定，维持颈椎的生理位置并限制活动。物理疗法和应用神经营养药物可缓解症状。需要提醒的是，该病严禁用手法按摩或颈椎大幅度的屈伸、斜扳等治疗。因为这会造成脊髓的急性损害而加剧症状，造成四肢瘫痪甚至死亡。

31. 颈椎后纵韧带骨化症如何治疗？

颈椎后纵韧带骨化（OPLL）多发部位为 $C_{5\sim6}$，部分病例韧带骨化灶高达 $C_{2\sim3}$，部分病例韧带骨化灶高达 $C_{2\sim3}$，病因尚不清楚。一些报道认为与糖代谢紊乱或遗传因素有关，多发部位恰好是颈椎屈伸活动部位，认为后纵韧带骨化是一种退行性病变。由于逐渐生长的韧带骨化组织压迫损害颈髓、神经根，导致神经系统功能障碍（图 27 ~ 29），给患者造成身体的伤害和精神上的压力。

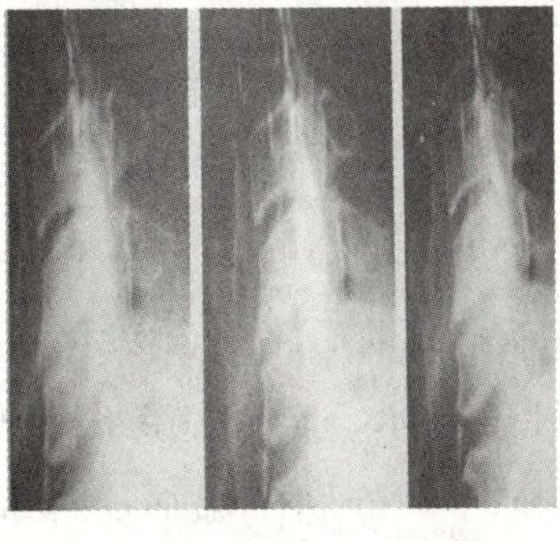

图 27　颈椎后纵韧带骨化的 X 线片

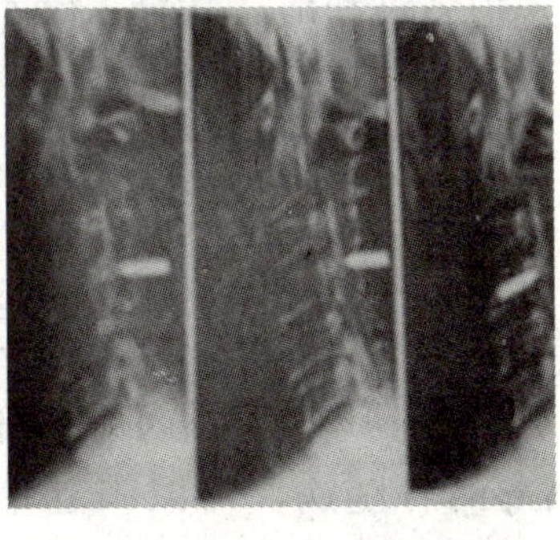

图 28　颈椎后纵韧带骨化的典型 X 线片

（1）保守治疗　我们建议保守治疗的标准是神经功能障碍较轻，而且不呈进行性加重者，口服药物常用的有止痛解痉、消炎镇痛剂和肌肉松弛剂等，改善神经症状可用维生素 B_{12} 制剂；有临床报道前列腺素制剂也应用于改善脊髓的血流，对于手足麻木者，有一定的疗效。

（2）手术治疗　手术时机与指征：明确手术指征要综合考虑患者的年龄、病程、骨化程度、椎管狭窄率，以及脊髓功能损害情况。手术适应证如下：

1）临床症状重，骨化明显，椎管狭窄明显，发育性椎管矢状径 <12mm。

2）症状呈进行性加重，JOA 评分 < 12 分者。

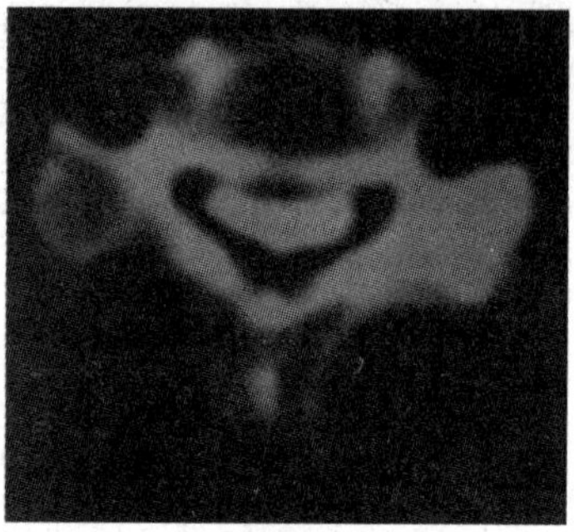

图 29　颈椎后纵韧带骨化的 CT 片

3）保守治疗无效者。

4）合并有脊髓型颈椎病、椎管狭窄、椎间盘突出或椎节不稳定者。

32. 颈椎后纵韧带骨化症如何选择手术方法？

手术治疗 OPLL 症的目的是解除脊髓、血管和神经根的压迫，以及稳定病变颈椎的椎间关节。手术方法种类较多，按手术入路可分为颈前路、颈后路和前后联合入路手术。

（1）颈前路手术种类和适应证　骨化范围（或脊髓受压的长度范围）较小，为 3 个椎体以下，骨化块厚度 <5mm，椎管狭窄率 < 45% 者，适用前路手术。骨化范围超过 4 个椎节时，前路手术损伤脊髓、神经根的危险很大，可采用后路手术或前后路联合手术。

（2）前路骨化灶漂浮椎体间植骨融合术　前路摘除骨化灶治疗 OPLL 引起的脊髓病，可以引起椎体前内侧静脉丛出血、神经损伤、脑脊液漏等并发症，而前路漂浮法风险较小。实际操作中，经常发现骨化灶与硬脊膜广泛粘连、硬脊膜骨化，如果强行切除骨化灶，会明显增加手术风险，此时可行骨化块漂浮法。

（3）前路骨化灶切除椎体间植骨融合术　OPLL 骨化灶位于椎管的前壁，理想的手术方法应是颈前路减压，直接切除骨化灶，解除对脊髓、血管和神经根的压迫，同时做椎体间植骨融合以保持病变椎管的稳定性。术前根据CT确定椎体开槽范围，宽度需达椎弓根间距的80%以上。彻底切除骨化灶和肥厚的后纵韧带，显露骨化灶上下两端及左右两侧正常硬脊膜。

（4）不用减压的前路椎间融合术　近年来研究发现，OPLL症发病过程中除骨化灶静态压迫外，相应节段椎间异常活动引起颈椎不稳的动力因素也参与作用。我们针对相应的病因，采用不用减压的前路单纯椎间融合术。对于骨化块增厚不显著，椎间不稳因素较突出的患者采用本术式，可以使患者颈椎长期处于临床的稳定状态。

（5）颈后路手术　后路减压主要有椎板切除术和椎板成形术，目的是使脊髓得到向后移行的空间，从而避开来自前方的压迫。

1）后路椎板切除术　椎板切除术用作治疗OPLL症，取得了较好的疗效。包括半椎板切除术和全椎板切除术。前者切除一侧椎板、关节突内侧缘、棘突基底部和黄韧带，后者切除棘突和双侧椎板。全椎板切除术时使用多节同时切除椎板法较为安全，减压范围包括骨化灶压迫的脊髓节段及上下各一正常椎节的椎板。

2）椎板成形术　近年来，椎板成形术逐渐取代了椎板切除术，常用的有单开门椎板成形术、双开门椎板成形术、Z字形椎板成形术，其中单开门椎板成形术应用最多。

（6）前后联合入路减压术　当混合型OPLL合并巨大椎间盘突出或局部存在显著增厚的骨化块时，前路手术风险大，单纯后路减压效果不理想，传统往往采用两期手术的方法进行后路及前路联合减压，但是手术分两期进行对患者来说住院时间较长，费用增加。随着对OPLL症认识的不断深入和外科技术的发展，目前一些学者已开始一期完成前路减压融合和后路成形术。实践证明，行前后路联合手术可很好地解决以上出现的问题。一期前路减压融合和后路成形术，一期前后联合减压钢板内顾定术，都可以达到良好的临床疗效。

（7）手术疗效　手术治疗OPLL症的文献较多，由于手术选择的指征和方法不同，手术疗效也存在差异。文献所报道的手术治疗效较好，但仍存在不同程度的手术并发症。前路减压术中可能发生脊髓、神经根、血管的直接和间接损伤，术后可能发生 Horner 综合征、声音嘶哑、脑脊液漏、食管损伤等，移植物可出现移位、突出、骨折、塌陷、排斥反应，供骨区长期疼痛。椎板切除术后容易引起颈椎序列异常和硬膜外瘢痕增生，骨化块在 OPLL 行椎板切除或椎板成形术后进展速度比自然过程明显加快。椎板成形术后有 2 个问题需解决：一是 $C_{5\sim6}$ 神经根痛或轻瘫，是最常见的并发症，大约发生在 5% ~10% 的病人，2 年内自然好转；二是脊柱后凸畸形未得到矫正。

（8）前路和后路手术疗效的比较　手术入路的选择必须考虑到骨化灶的部位、范围和椎管狭窄程度，既要减压充分，又要防止症状进一步恶化。目前，对手术入路的选择尚存在争议。切除术后颈椎序列异常和后部结构移位对脊髓的压迫，也没有前路减压融合术后邻近节段的退变不稳、椎间盘退变突出等问题。

33. 何谓颈椎管狭窄症？

颈椎管狭窄症是指颈椎椎管的前后径小于正常，以致颈脊髓受压并产生相应的脊髓损害症状。它可分为发育性和获得性。发育性颈椎管狭窄是指个体在发育过程中，颈椎管的直径发育过小，具有先天因素影响。获得性即是指由于后天因素造成的颈椎管直径的变小，颈椎病时颈椎的退变主要造成的改变是颈椎管的狭窄（图 30）。

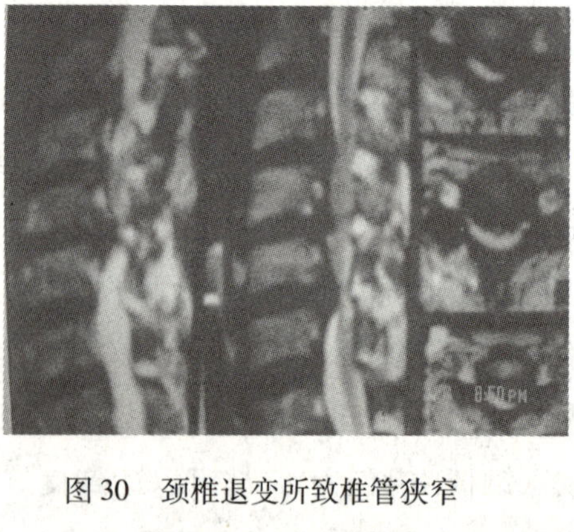

图 30　颈椎退变所致椎管狭窄

前方椎间盘突出，后纵韧带钙化及后方黄韧带肥厚压迫

中国人正常的颈椎前后

径应大于13毫米，小于13毫米者即有颈椎管狭窄，如小于7毫米应为发育性颈椎管狭窄。颈椎管狭窄是颈椎病的一个主要原因和表现，是决定治疗方案的重要因素。颈椎管直径小者更易发生颈椎病，如图31。

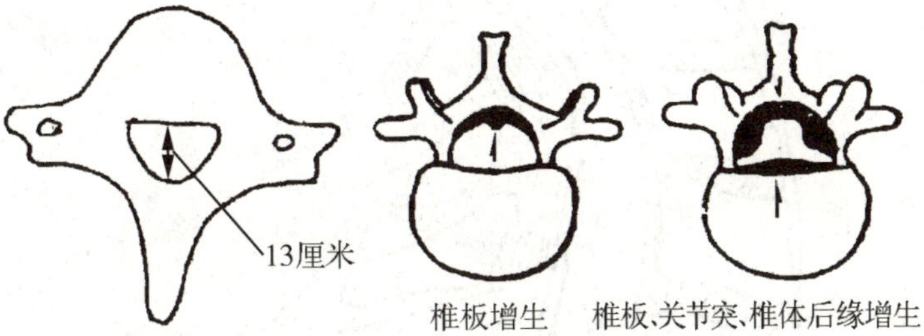

图31 脊髓附件骨质增生使椎管内径变小

34. 颈椎管狭窄如何测量?

根据X线摄片检查结果测量（图32～34）。

（1）椎体矢状径测量 自椎体前缘中点至椎体后缘连线。

（2）椎管矢状径测量 椎体后缘中点到椎板连线的最短距离。

（3）计算两者比值 颈椎椎管矢状径（mm）/颈椎椎体矢状径（mm）=椎管比值。

>0.75为正常，如小于0.75则为椎管狭窄。

X线侧位片上，国人颈椎矢状径13mm定为临界值，<13mm为椎管狭窄。

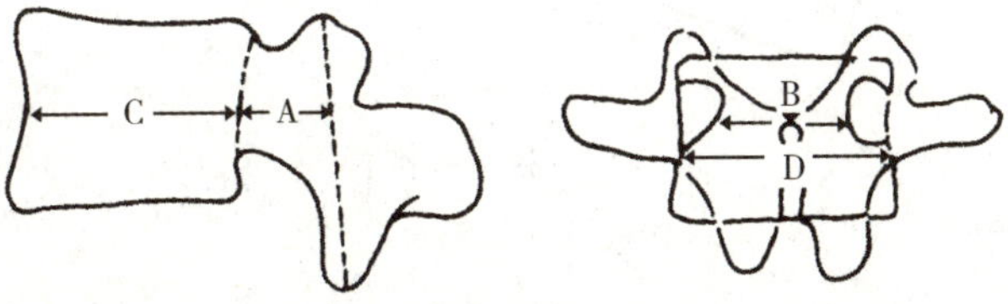

图32 椎管及椎体测量

A. 椎管矢状径；B. 椎管横径；C. 椎体矢状径；D. 椎体横径。

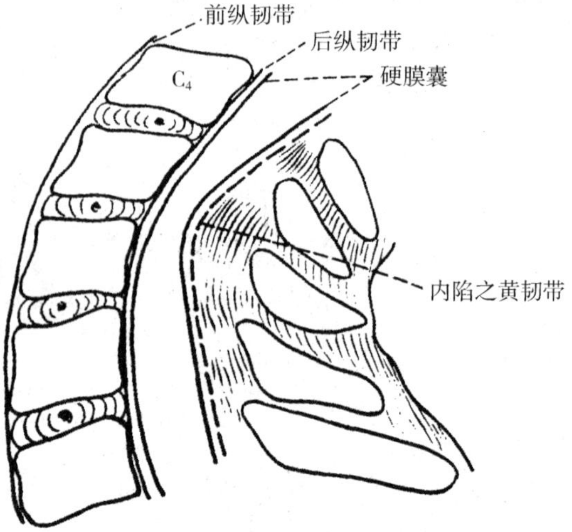

图 33　正常颈椎管

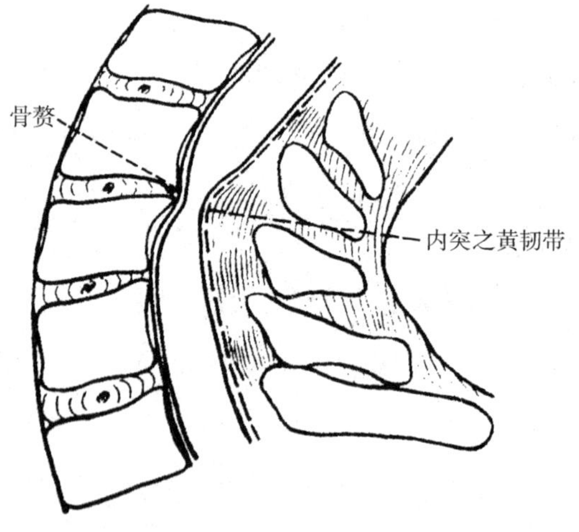

图 34　狭窄颈椎管

35. 为什么颈椎病能导致上肢不同部位麻木或疼痛？

在医院门诊，能遇到许多因上肢麻木或疼痛而前来就诊的病人，他们常常会问医生上肢麻痛的原因，医生可能会回答“颈椎病”是常见的原因之一，尤其是在中老年人。那么，为什么颈椎病能导致上肢症状呢？追根索源是由于支配上肢的神经即颈段脊髓神经根受压而引起相应症状（图 35），人体上肢的不同感觉区域是由不同的脊髓节段支配的，因此，当某一特定区域出现麻痛就能间接反映出颈椎病的部位。

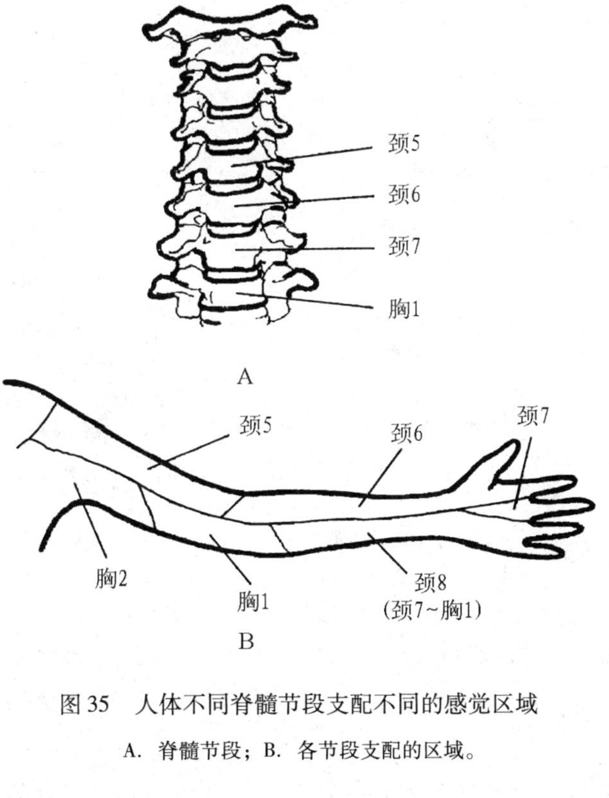

图 35　人体不同脊髓节段支配不同的感觉区域

A．脊髓节段；B．各节段支配的区域。

36. 颈椎病存在时如何自我检查?

当疑有颈椎病存在时，病人或其家人可自行检查，以粗略估计是否有病存在。

（1）臂丛神经牵拉试验（图 36） 病人低头，检查者一手扶病人头部，另一手拉病人腕部，两手呈反方向推拉，如病人感到有患肢窜痛和麻木感，即为阳性，提示有颈椎病的可能，应到医院进一步检查。

（2）压头试验（又称椎间孔挤压试验，Spurling 试验）（图 37） 病人端坐，头向病侧侧偏，检查者将一手掌放在病人头顶上，另一手扭拳，轻轻叩击置于病人头顶上的手掌背，或用双手下压病人的头

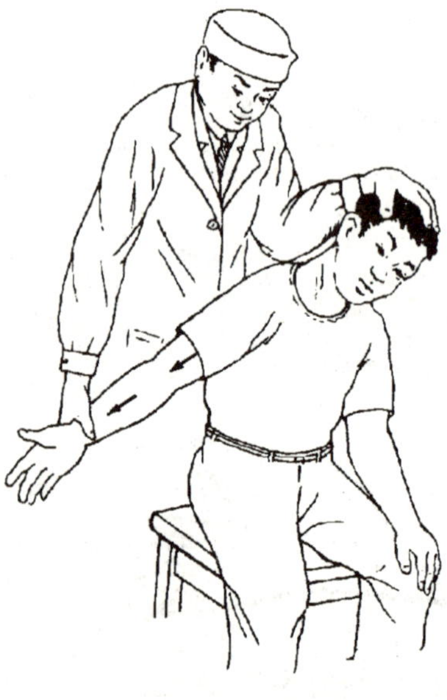

图 36 颈椎脊神经根牵拉试验示意图

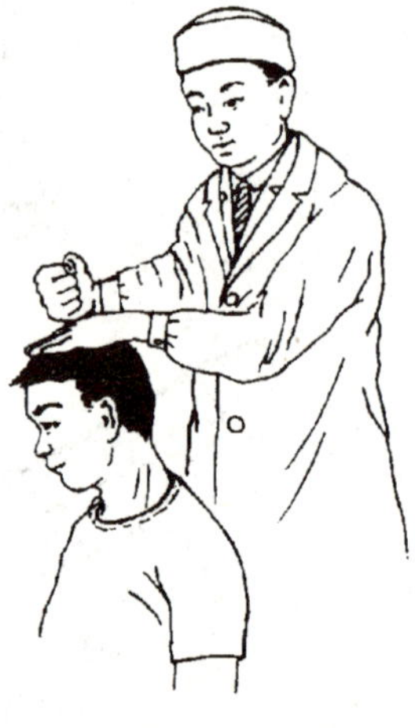

图 37 颈椎椎间孔挤压试验示意图

部，使病人椎间孔压缩变形和震动，如已存在颈椎病神经根变化，这两种检查均可使压迫加重而出现较明显症状。

上述二种检查法均安全可靠，检查不会发生危险。

37. 颈椎病是如何按病情分级的？

颈椎病按病情可以分为轻、中、重三级。早期轻度时主要的表现为：颈肩痛、前臂和手指的放射痛；双手指活动不灵活、细小动作不能；行走过久后双下肢胀痛、不能快走或快跑等。中期表现为：上肢持续性麻木、胀痛、握力下降、皮肤感觉过敏、持物不稳；行走受限、易跌倒、踩棉花感，身体有束带感；不能持筷、写字，不能走长路，二便困难等。晚期重度表现为：上肢感觉减退，肌肉萎缩、肌力明显减小、活动不能自如；双下肢行走困难，二便失禁或尿潴留，甚至四肢瘫痪卧床不起。

38. 颈椎病为什么会出现许多其他器官的症状？

颈椎病的症状不仅限于颈部和四肢，身体的许多其他器官，如头部、眼睛、食管、心血管等，也会出现一些不适症状。这是为什么呢？又有哪些表现呢？

颈椎病的发病机制有以下特点：颈椎经常活动，又需保持头部平衡，劳动者或室内办公人员到40岁左右容易发生颈椎劳损。尤其是第五至第六颈椎及第四至第五颈椎间活动度较大，容易发生退行性改变。首先是颈椎间盘退变；其次是韧带、关节囊及骨质增生。椎间隙不稳，颈部屈伸时骨膜牵拉，椎体及钩推关节形成骨刺，进而使椎间孔变小；颈部活动时，侧方突出的椎间盘和增生的骨刺可能刺激或压迫同侧的椎动脉及其壁上的交感神经纤维，引起各种症状。

（1）头部　椎动脉受压痉挛，血流障碍，导致椎－基底动脉供血不足，可引起如下症状：①头痛或偏头痛；②眩晕：可为旋转性、浮动性的或下肢发软、站立不稳，有地面倾斜或移动、头晕眼花等感觉。颈部伸屈、旋转及变换体位时，均可诱发症状。

（2）眼部　双侧大脑后动脉缺血导致的视觉障碍较为常见。表现为突然弱视或失明，持续数分钟后逐渐恢复视力。脑干内第Ⅲ、Ⅳ、Ⅵ对脑神经或内侧纵束缺血则引起复视。另外，由于交感神经受刺激也可引起多种眼部症状，兴奋时可出现睑裂增大，瞳孔散大，眼睛干涩等，抑制时则出现上睑下垂，流泪鼻塞等。

（3）耳部　可出现单侧或双侧耳鸣及听力减退，症状出现提示基底动脉的分支听动脉供血不足。电测听检查表明为神经性耳聋。

（4）心血管　主要由于交感神经纤维受刺激引起。交感神经兴奋时有心跳加速、心律不齐、心前区疼痛和血压升高等症状。有时称这种症状为颈椎病型血压增高症。交感抑制则引起心动过缓、血压偏低等。

（5）周围血管其他症状　亦由于交感神经的刺激引起。血管痉挛时有肢体发冷、发木，扩张时则出现发红、发热、肿胀疼痛等症状。

（6）食管　椎体前方骨赘很大者可压迫脊柱前方的食管，引起吞咽困难。应注意与食管癌引起的进行性吞咽困难相鉴别。

（7）其他症状　①发汗障碍或多汗；②感觉障碍。如面部感觉异常，针刺感或麻木感，口周或舌部发麻感；③意识障碍。可表现为晕厥甚至昏迷；④精神障碍。主要为定向障碍和记忆障碍。

总之，颈椎病的表现是多种多样的，应加以注意，给予相应的治疗。

39. 颈肩痛是否都是颈椎病？

尽管颈椎病是造成颈肩痛的常见原因，但临床上还有许多疾病能以颈肩痛为主诉。颈肩部疼痛只是一种临床现象，我们要仔细鉴别，不要让颈椎病掩盖了其他疾病。

造成颈肩痛的疾病还包括：①颈椎本身的一些疾患：常见的有炎症性疾病，包括类风湿性关节炎、颈椎结核等。还有颈椎肿瘤、先天性畸形、外伤或退化性滑脱等。这些疾病都可产生神经压迫，造成颈肩痛。临床上用影像学检查，如X线、CT和MRI可以鉴别。颈肩部肌肉、韧带劳损也较多见，如棘上韧带炎、提肩胛肌劳损、斜方肌筋膜炎等，这些疾病都有特定的压痛部位，仔细查体可以鉴别；②颈脊髓疾病：脊髓肿瘤、梅毒、脊髓空洞症等，应除外这些神经科疾病；③神经血管压迫综合征：如肘管综合征、腕管综合征、胸廓出口综合征等，临床上并不少见。注意产生症状的体位，上肢麻木区域，肌肉萎缩部位的神经支配，必要时进行肌电图检查。千万不要因病人是中年以上，X线显示有颈椎退行性改变，就用“颈椎病”解释所有颈肩痛、上肢麻木；④肩部疾病：肩周炎，肩峰下滑车炎、肩袖损伤等。临床上要注意压痛部位、肌肉萎缩情况和肩部活动受限等；⑤其他疾病导致的牵扯痛：像心绞痛、胸膜炎、膈疝，更要警惕，以免产生严重后果。

40. 颈椎病病人为什么会出现视力障碍？

颈椎病引起视力障碍常见于交感型颈椎病。颈部脊髓借助灰交通支与颈部交感神经节及第一、二胸交感神经节的白交通支相连。颈部交感神经节发出的节后纤维末梢分布至咽部、心脏……至颈内动脉的纤维又分布到眼后部、扩瞳肌、上睑平滑肌及内耳。所以，当患颈椎病时，颈脊髓及其周围的韧带、小关节、神经根及椎动脉等受到刺激可反射性刺激交感神经而出现一系列的临床病象，如眼睑无力、视物模糊、瞳孔散大、眼窝胀痛、流泪及眼冒金星等。

41. 颈椎病病人为什么会出现吞咽困难?

一般人出现吞咽困难时，首先想到的是咽部或食管是否有病。其实，颈椎病也可以有这种症状。为什么呢?因为，颈椎椎体增生可向前突出，若突出骨赘过大则会压迫食管（图38），产生吞咽困难，所以，食管钡餐检查可发现梗阻常在下颈段，侧位透视下看到椎体上缘或下缘有突出物，可与食管癌鉴别。此外，在以压迫椎动脉为主的椎动脉型颈椎病的诸多症状中，也有少见的吞咽困难症状。

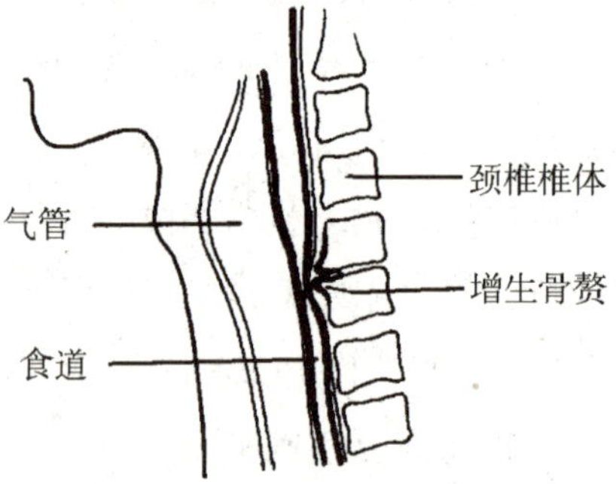

图38　突出骨赘过大压迫食管，产生吞咽困难

42. 头晕是不是得了颈椎病?

头晕原因很多，不是颈椎病专有的症状，如眼的屈光不正、高血压、梅尼埃综合征（也就是一般人所说的美尼尔症）、耳前庭功能受损及颅内病变等，应找有关科室全面检查。骨科病引起的头晕常见有两种：

（1）椎动脉型颈椎病　椎动脉从颈总动脉分出上行，经过颈6横突孔，由环椎横突孔上方穿出，于枕骨大孔的外缘进入颅腔，在延髓和脑桥处合成基底动脉，其血运供应颈髓上段和延髓，营养内耳，脑桥，中、小脑，间脑及颅脑枕、颞叶的一部分，所以临床症状可以多样。以眩晕最常见，其性质为旋转性或站不稳，地面移动或倾斜感，头颈过度伸屈或侧转时可诱发眩晕。X 线检查，可见颈椎增生较明显，特别是左右斜位片可见钩突关节增生变窄，椎间孔变窄或呈葫芦状。椎动脉造影或 MRI 动脉成像可发现椎动脉改变，做脑电图检查时做压迫颈总动脉试验，可有缺血改变。

（2）枕大神经痛　由颈大神经后支组成的枕大神经经由枕外隆突、提肩胛肌及斜方肌止点穿出，支配区在同侧后半头皮及前额部皮肤感觉（图 39）。当提肩胛肌群肌腱炎时，可影响发生枕大神经炎，病人可有患侧半侧头痛（两侧同时发生时，整个后头部痛）、头晕、恶心，有时可有向一侧倾倒的感觉和眼眶发胀及“睡不醒”、睁眼困

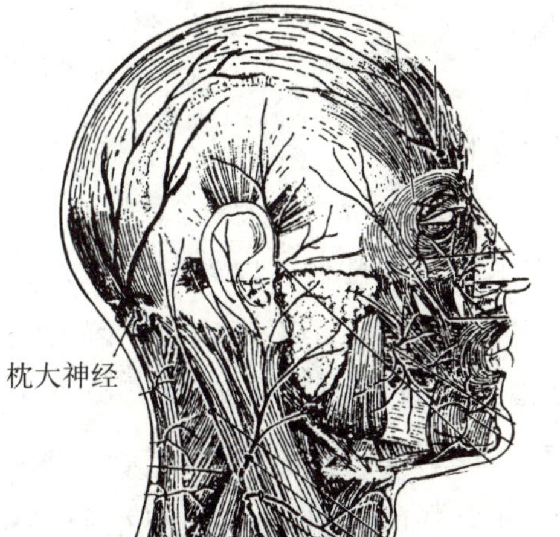

图 39　枕大神经支配区

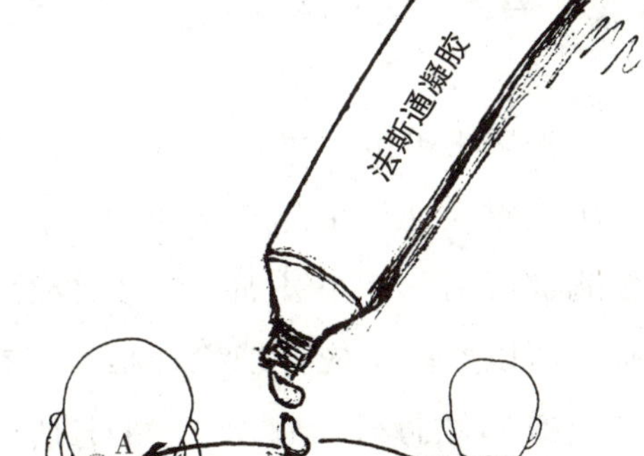

图 40　枕外粗隆按摩处（A）及肩胛骨内上角按摩处（B）

难感觉，转头时症状可加重。病人同时还有后伸颈受限、后颈部酸痛不适，为提肩胛肌和斜方肌在肩胛内上角上点处肌腱发炎刺激枕大神经引起，有时症状可很重。这种病易被病人或没有经验的医生误诊为“颈椎病”，做了不必要的颅脑或颈椎的CT或MRI检查。检查结果常无异常或很轻度颈椎间盘膨出，或轻度增生。长期按颈椎病处理效果不佳，反复发作。其实仔细检查此类病人时可在枕外粗隆处产生压痛。用风油精或法斯通凝胶按摩此处（图40），或局部封闭，头晕症状可立即大部分缓解。如肩胛内上角有压痛（图41），局部封闭或外擦法斯通凝胶，外贴麝香壮骨膏，口服扶他林或泰诺林等数日后，症状即可完全解除。

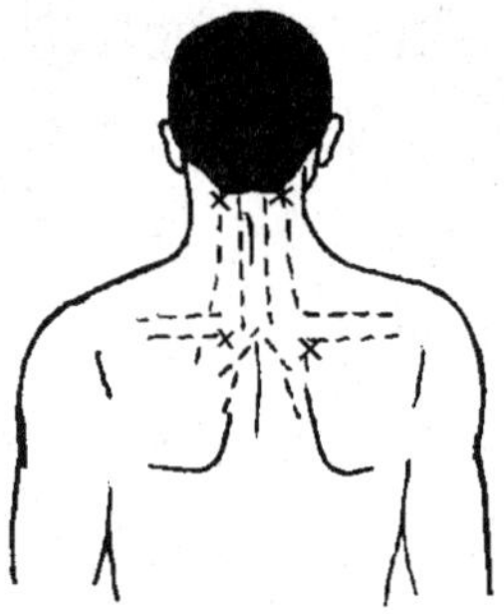

图41　肩胛内上角治疗处（X处）

43. 手麻是否一定是颈椎病？

神经根型的颈椎病常常有手指麻木或放射性痛，以致一些病人甚至医生错误地把手部麻痛和颈椎病等同起来，这是不正确的，因为许多病都可引起手麻木症状。X线片检查也证实有些手麻病人颈椎正常。所以，医生应仔细检查是否存在其他引起手麻原因，如：

（1）肱骨外上髁炎（网球肘）可引起前臂外侧（桡侧）痛麻、提物无力。

（2）腕管综合征可引起中指近节麻木无力。

（3）肱骨内上髁炎可引起前臂内侧（尺侧）痛麻。

（4）肱二头肌腱炎（肩周炎）可致上臂内侧麻木疼痛，而肱三头肌腱炎可在上臂后侧引起麻木、抬肩无力等症状。

44. 腕管综合征引起中指麻木是怎么回事?

颈椎病可引起手麻，但手麻还有其他原因，如腕管综合征是较为常见引起手麻的原因。这是由于正中神经在腕管内受压而表现出的一组症状和体征。中年妇女中较多见。一般病人首先感到拇指、示指及中指麻木或疼痛，持物无力，常误诊为颈椎病。本病特点以中指麻木为明显。夜间或清晨症状最重，适当抖动手腕症状可以减轻。骑自行车时手扶车把不动则手指麻木症状加重，所以有些病人经常喜欢甩手以求麻木减轻，这是为什么呢?

腕管是由腕骨和腕横韧带组成的一个骨－纤维隧道，腕管内有拇长屈肌腱及指浅、深屈肌腱和正中神经通过。正中神经位置最浅，位于腕横韧带和其他肌腱之间，它出腕管后支配大鱼际肌群（拇收肌除外）及拇指，中、示指皮肤感觉。当腕向掌侧屈曲并握拳时，正中神经受压加剧，而腕背屈手指伸直时正中神经受压减轻。这种解剖学特点就是引起上述症状的原因（图 42、43）。

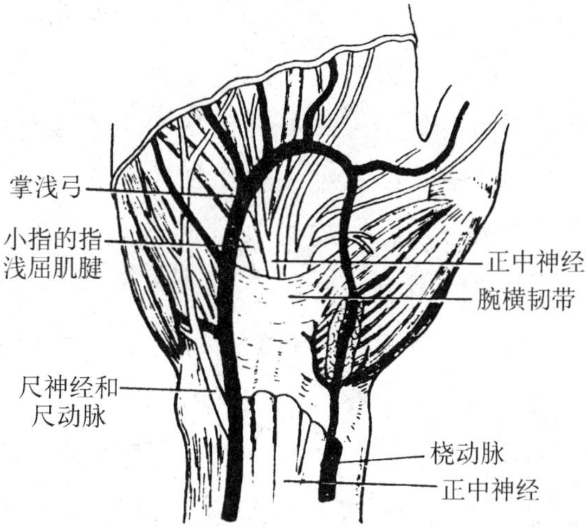

图 42　腕横韧带处的解剖关系

引起腕管综合征的原因包括外源性压迫如严重瘢痕或良性肿瘤，管腔本身变小如桡骨下端骨折、腕骨骨折脱位等，腕管内占位性病变如腱鞘囊肿、脂肪瘤及血肿、变异的肌肉肌腱等。另外长期过度用力

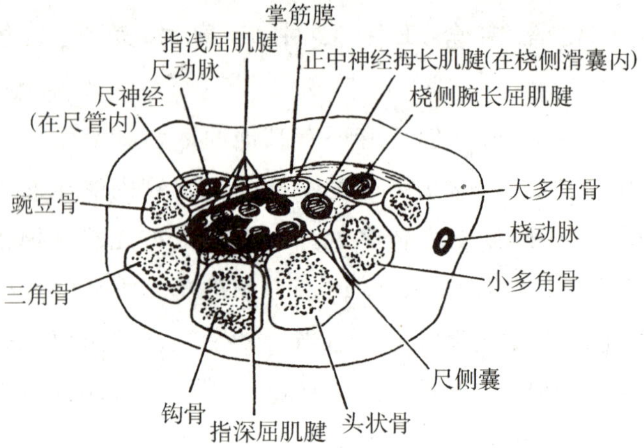

图 43　腕管横断面

使用腕部如木工、厨师等，腕管内压力反复出现急剧变化，这种压力改变也是正中神经发生慢性损伤的原因。

腕管综合征有时需与颈椎病及其他部位的正中神经损伤相鉴别，一旦出现腕以下手指的麻木或疼痛，握拳无力，经甩手或背屈腕部能缓解症状者，应想到此病的可能并去医院就诊。对于腕管综合征的治疗，原则上是去除病因如切开腕横韧带减压，切除囊肿、脂肪瘤、变异的肌肉，松解正中神经。如神经已变硬或局限膨大，说明正中神经的继发病变较重，应行神经束膜外膜松解术。因为有损伤神经的可能，一般不主张腕管内注射药物。当然对于早期病例，腕部制动于中立位可以缓解症状。

45. 肱骨外上髁炎引起手无力与前臂酸胀是怎么回事？

肱骨外上髁炎是伸肌总腱起始部的慢性损伤性炎症。其主要症状是顽固性肱骨外上髁部疼痛或肘外侧部疼痛，前臂酸胀，手无力，以拧毛巾、提物、端碗盆时疼痛明显，严重者影响睡眠，对日常生活造成严重障碍。疼痛和酸胀麻木可沿前臂桡侧伸肌放射，易误诊为颈椎病。

肱骨外上髁部（即肱骨下端、肘关节外侧可触及的骨突处）是前臂伸肌如桡侧腕长伸肌、桡侧腕短伸肌、指总伸肌、旋后肌和尺侧腕伸肌等肌肉的共同附着点。这些肌肉的主要功能是伸腕、伸指和前臂旋后。如拧毛巾、端碗的动作主要是伸腕和前臂向后旋转。提物时伸腕、肘伸直动作必须存在。当他们共同起始部肌腱发生慢性损伤时可引起疼痛，以致不能做上述动作或出现抑制现象：前臂酸胀和手无力，提物时有失手现象。

肱骨外上髁炎有时与颈椎病同时存在，这时除肱骨外上髁部疼痛以外，还可能有颈部疼痛、不适，指尖麻木或手内在肌萎缩。有时肱骨外上髁炎与桡神经深支或浅支受压同时存在，病人可出现腕背伸无力或手背区、虎口区麻木。一般情况下单纯的肱骨外上髁炎不伴有虎口区麻木及腕背伸障碍，也无肘关节活动障碍，只是肱骨外上髁部有明显压痛点（图44）。

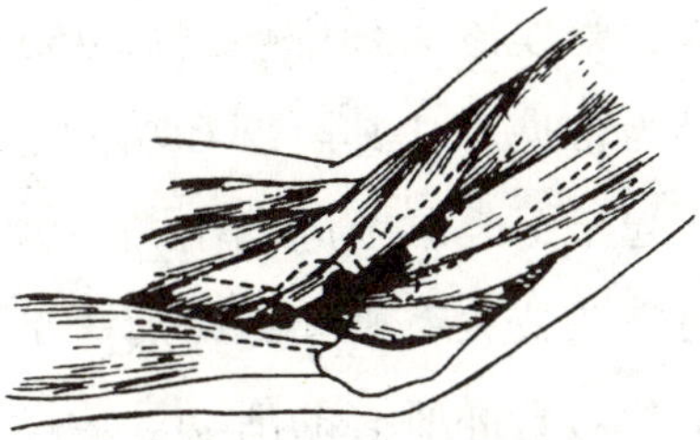
图44　肱骨外髁部压痛点

此病的诊断不难，但治疗较困难。休息是减轻症状的一种方式。局部注射药物对于部分病例有效，但不能反复注射，而且如注射不准确则无任何疗效。患肢手握1公斤左右重物反复做患肘屈伸动作，每天两次，每次半小时，可收到一定疗效，同时服用一些消炎止痛药物如扶他林、泰诺林等则效果更好。

对于长期反复发作的慢性病灶，虽然慢性损伤性肌腱炎是原发的病理变化，但并不是疼痛的主要原因，引起疼痛的主要原因是变性的肌腱对穿经该处的微血管神经束产生了卡压，是继发的病理变化。据此理论我们设计了治疗肱骨外上髁炎的手术方案。手术主要将伸肌总腱起始部及微血管神经束通过将肱骨外上髁部伸肌止点自骨膜下剥离的方法使之破坏，达到治疗目的。该手术在局麻下操作，不住院，手术简单，对病人打击小，经近10年的随访证明该手术方法有一定疗效。

46. 肱二（三）头肌肌腱炎为什么会误作“颈椎病”？

肱二头肌肌腱炎是肩痛常见原因之一，疼痛可沿上臂内侧放射至肘部，常误诊为颈椎病（图45）。其中以肱二头肌长头腱鞘炎或滑膜炎最为常见。从其解剖和功能上分析，肱二头肌长头自肩胛骨盂上粗隆上起始，经结节间沟出关节囊，在结节间沟内被滑液囊包裹，该滑囊与肩关节关系密切，是肩关节滑膜向外突出形成的，肱二头肌肌腱几乎参与肩部所有的活动。运动时肱骨头在肌腱上上下滑动。某些工作需要反复屈肘并抬举上臂，或要求上臂维持于过头位置，易导致肱二头肌长头及其腱鞘发生慢性损伤，出现损伤性炎症，其结果为腱鞘充血、水肿，腱鞘纤维化、增厚、粘连带形成，肌腱滑动受限。其临床表现肩前部疼痛，可牵涉至三角肌止点甚至肱二头肌肌腹。疼痛夜间明显，肩部活动障碍及肌无力有时进展迅速，疼痛和活动障碍进一

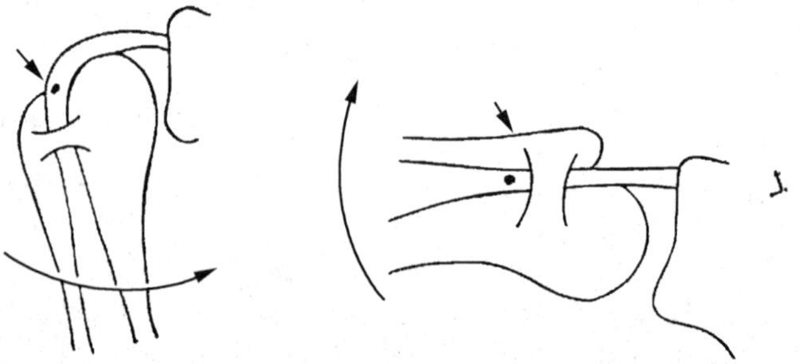

图45　肱二头肌肌腱炎

步受限，在结节间沟或肌腱上有压痛点。该病的治疗在急性期主要是保守治疗，休息并限制各种引起疼痛的运动，局部封闭往往立即奏效，也可口服消炎止痛类药物如泰诺林、扶他林（双氯芬酸钠片）等。疼痛缓解后逐渐恢复肩关节运动。对保守多年无效者，可行手术松动治疗。

肱三头肌的长头起于肩胛骨的盂下粗隆，当反复的上臂经胸前摆动至对侧时，肱三头肌长头在肩胛骨的起始处及肩关节囊后部受到猛烈牵扯，久之会造成该起始部肌腱发炎，出现局部疼痛，并引起肩部活动受限及无力。肱三头肌腱鞘炎的疼痛部位在肩后部肩胛骨外下缘处（图46），疼痛可沿上臂后侧放射至肘部，抬肩无力，常误诊为颈椎病。有时腋神经受累可出现局部感觉异常。对于此病的治疗，局部封闭痛点可产生明显疗效。休息、局部按摩、热疗及大力活动肩关节的体操等也能缓解症状。严重者可手术切除局部炎性组织。

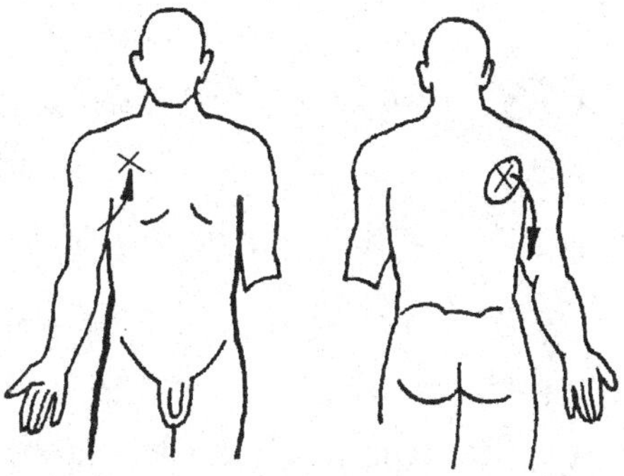

图46　肱二、三头肌肌腱炎的疼痛部位

47. 为什么提肩胛肌和菱形肌腱炎会被误作颈椎病？

提肩胛肌和菱形肌均有止点在肩胛内上角处，向颈椎部延伸止于椎旁及枕骨隆突处。当肌腱发炎时，肩胛骨内上角止点处痛，并可向上放射到颈椎棘突旁，病人转颈受限，病人常有“头支不住”的感觉，后伸颈时疼痛加重，病人和医生常误诊其为颈椎病。当枕骨隆突处腱止点亦发炎时还可刺激产生枕大神经痛致头晕，更易误诊为颈椎病。当 X 线片显示同时有骨质增生时，更容易混淆，但按颈椎病治疗效果不佳。

检查肩胛内上角有明显压痛点可作出诊断。有头晕者应同时检查枕骨粗隆处压痛点，对症状重者局部封闭治疗，可立刻见效，一般病例可口服扶他林等消炎止痛剂 25 毫克 3 次/日，饭前 15 分钟口服同时局部用扶他林乳胶剂进行按摩，效果较好。

48. 颈肋综合证是颈椎病吗？

如果病人有第七颈椎肋骨存在，或第七颈椎横突过长，当肩部下垂时，如发生上肢麻痛，疼痛常呈放射性的，小手指发麻，很像颈椎病。这种病人常较年轻，病人还常常有血管压迫症状，如手部发凉、发白或发紫。Adson 试验阳性，即病人坐直，头偏一侧，检查者立于病人一侧，手握病人腕部桡动脉处然后慢慢将病人上肢外展上举，到一定高度时桡动脉搏动减弱至消失，同时病人感觉手部麻痛，即可诊断。摄 X 线片可看到有第七颈椎肋骨或横突肥大，如不存在，则可能是由前斜角肌压迫造成。

49. 运动神经元疾病与颈椎病怎样鉴别？

进行性脊髓性肌萎缩属于下运动神经元疾病，其主要病理是脊髓前角细胞广泛变性。

颈椎病和运动神经元疾病都可以引起受累肌肉萎缩。颈椎病压迫脊髓可以引起下肢锥体束征，运动神经元疾病也可以侵犯脊髓侧索引起上、下肢锥体束征。不同的是颈椎病是压迫神经根引起肌肉失神经。另外，压迫前根可以引起运动障碍，压迫后根则引起感觉障碍。而运动神经元病则是脊髓前角细胞病变，是纯运动系统的疾病。病变波及脊髓全长，甚至延髓。所以受累的肌肉不仅分布在上肢，下肢和延髓支配的肌肉同样受累。然而，感觉神经很少受累，也不会出现感觉症状。两者的鉴别见表 1。

表 1　运动神经元疾病和颈椎病的鉴别

临床和实验室表现	运动神经元疾病	颈椎病
肌肉萎缩	广泛，双侧。舌肌、胸锁乳突肌、下肢肌肉均受累	局限，一侧多见。肩部或者手小肌肉受累
肉跳	常见	无
颈肩部疼痛	无	常有
感觉障碍	无	有，按神经根分布
上肢腱反射	增高或减弱	减弱
下肢腱反射	增高或减弱	正常或亢进
Hoffmann 征	有	无
下肢病理征	有	正常或有
大小便障碍	无	可有
吞咽困难、说话不清	可有	无
肌电图	广泛前角细胞损害	局限在上肢神经根分布的神经源性损害
颈椎 X 线相	正常	颈椎病改变
腰穿脑脊液动力学	正常	梗阻
颈椎 CT	正常	骨质增生，椎间盘突出
脊髓磁共振	正常	脊髓压迫

50. 脊髓空洞症与颈椎病如何区别？

脊髓空洞症好发于颈段和胸段脊髓，可引起皮肤感觉障碍，偶尔也可发生手和肩臂部酸痛现象，也可有手部肌肉萎缩。有时误诊为颈椎病。但这些病人多为青少年，检查病人有感觉分离现象，即痛觉和其他深浅感觉分离，温度觉减退更为明显。做MRI检查可见脊髓内有空洞存在。

51. 脊髓肿瘤与颈椎病有何区别？

脊髓肿瘤一般指脊髓本身的原发性肿瘤或转移性肿瘤，发生于椎管内及脊髓毗邻的组织结构的肿瘤也归于脊髓肿瘤。

颈椎椎管内的肿瘤多发生于中老年人，30～50岁多见，男略多于女。由于肿瘤在椎管内生长，它可压迫脊髓实质及神经根，神经根受到牵拉刺激出现上肢或四肢麻木、疼痛；脊髓受压移位可发生变性，逐渐引起该部位或该节段以下神经功能障碍。其主要症状在早期可能是上下肢麻痛、咳嗽、喷嚏，用力等情况下疼痛加重，其夜间痛、平卧痛明显，起坐或活动后疼痛减轻或缓解，另外可能还有烧灼感，蚁走样感觉等不同表现。如病变继续加重，可能出现脊髓受压或损害的症状体征，表现为双下肢无力瘫痪，肌张力增高、腱反射亢进、病理反射等；痛、温觉丧失。晚期可出现大小便失禁表现。这些临床表现并不是脊髓肿瘤所特有，没有特异性，因为颈椎病的症状、体征也是肢体麻木、疼痛等，所以往往被误诊为颈椎病。因此应提高对脊髓肿瘤的认识，注意和颈椎病相鉴别。颈椎X线平片有时可见椎管扩大或椎间孔变大，而颈椎病则没有此种表现。CT或MRI检查能确定椎管内肿瘤的诊断，且能显示肿瘤与正常组织的界限、肿瘤大小与范围，而且基本上能区分出肿瘤位于脊髓内还是硬膜外及其颈髓受压程度，是较理想的检查方法，所以对用颈椎病不能完全解释疑似脊髓肿瘤患者应做CT或MRI检查，以资与颈椎病相鉴别。

52. 寰枢椎半脱位与颈椎病有何区别？

第一、二颈椎根据解剖形态不同又被称为寰椎和枢椎，某种原因可使二者部分丧失了正常的对合关系，即寰椎枢椎半脱位（图 47），通常在儿童多见，主要为外伤，剧烈运动等而产生。但在成年人或老年人因颈部肌肉软组织的慢、急性损伤，炎症，外伤，感染等也可造成，并表现为颈项部疼痛，活动部分受限制，僵硬、偏斜，严重时可出现上肢麻木和脊髓受压的表现等。

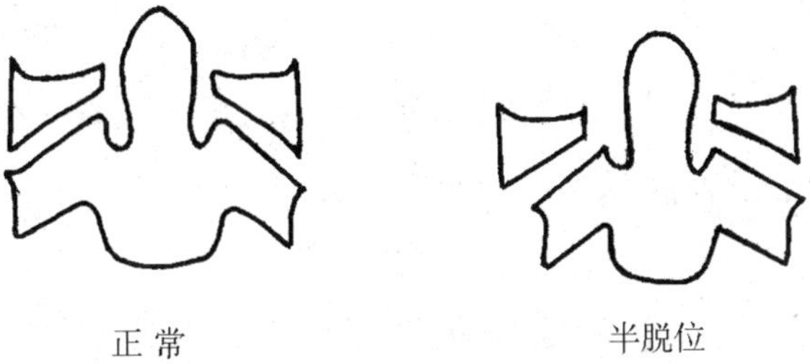

图 47　X 线开口相寰枢椎二侧距离不等

寰枢椎半脱位的表现有与颈椎病的共同处，如颈项痛、僵硬、活动受限，严重时可有神经损害症状，因此如不引起注意，容易误诊为颈椎病。最好的区分方法是根据 X 线检查结果，在颈椎正位的开口相时可以发现寰椎的两个侧块不对称；侧位相对可以发现寰椎前弓（结节）与枢椎的齿状突距增大，正常应在 3 毫米以内。而颈椎病不具有上述的表现。当然，仔细地分析症状和体检也可以鉴别二者。

53. 颈部有响声是否是得了颈椎病？

颈部活动时出现的“响声”或“弹声”可能是肌腱滑动时弹响或是项韧带钙化、颈椎小关节紊乱或关节囊炎及颈部韧带炎症所致。误诊为颈椎病的原因主要是对颈椎病概念上的混淆。

“颈椎病”这一名词广义包括颈部综合征、颈椎综合征及颈部脊柱炎、颈椎脊髓病；狭义上解释，即目前骨科临床上颈椎病指因颈椎退行性改变造成了神经根、脊髓或椎动脉的受压损伤并产生了相应的临床症状。因此，颈部的“响声”可以是颈椎病时的一种临床表现，但有“响声”并不一定就有颈椎病的发生。尽管其产生的原因也是颈椎慢性损伤，发生退行性改变所致，其发展有可能成为颈椎病，也有可能不发展成为颈椎病，有些则纯粹是无临床意义现象。所以，不应把颈部的“响声”当成颈椎病诊断。

54. X线片上颈椎生理曲度变直就一定是颈椎病吗？

人体的脊柱在矢状面上（从侧方观察）具有生理性弯曲（即颈向前，胸向后，腰向前，骶尾向后），并有一定的曲度范围。

颈椎病的病人常常颈椎生理曲度消失，变平直，甚至后凸。同时伴有颈椎椎体的退变增生、椎间盘变性等压迫脊髓、神经根或椎动脉。但在颈项部软组织急、慢性损伤，炎症等情况下，如颈部肌肉急性损伤时（“落枕”），颈椎曲度也可变直、生理曲度丧失，而并无神经根、脊髓或椎动脉的损害症状，也可能照X线片时体位未摆好。因此，如发现有颈椎曲度变直，颈部不适并不一定是颈椎病，颈椎曲度变直仅是颈椎病的表现之一（图48）。

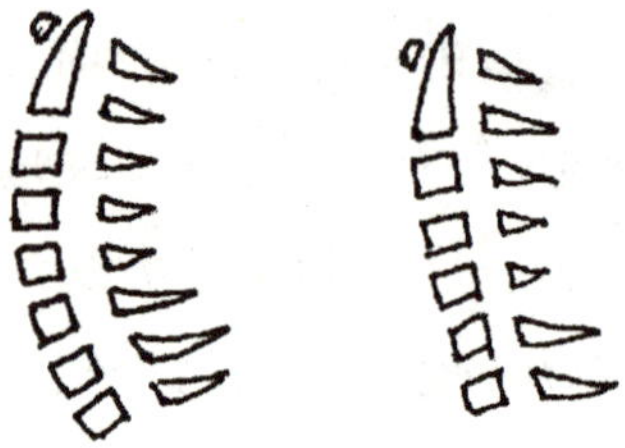

图48　X线侧位片显示颈椎曲度变化

55. 梅尼埃病和颈性眩晕如何鉴别诊断？

梅尼埃病（即人们通常说的美尼尔病）是一种特发的内耳病，基本病理改变为膜迷路积水。临床表现为反复发作的旋转性眩晕，感音神经性听力损失，耳鸣和耳胀满感。发作间期无眩晕。其病因至今仍不完全清楚，基本病理学特征是内淋巴积水，膨胀，压力升高，压迫前庭末梢感觉上皮，或引起迷路膜破裂而引起的一系列症状。

颈性眩晕是颈椎及有关的软组织发生器质性和功能性病变所引起的眩晕。主要是颈椎骨质和颈椎系统软组织病变致椎基底动脉供血障碍引起了一系列症状。

中华耳鼻咽喉科学会 1996 年 10 月制定了下列梅尼埃病诊断依据：

（1）反复发作的旋转性眩晕，持续 20 分钟至数小时，至少发作两次以上。常伴恶心、呕吐、平衡障碍。无意识丧失。可伴水平或水平旋转性眼震。

（2）至少一次纯音测听为感音神经性听力损失。早期低频听力下降，听力波动，随病情进展听力损失逐渐加重。可出现重振现象。

（3）耳鸣　间歇性或持续性，眩晕发作前后多有变化。

（4）可有耳胀满感。

（5）排除其他疾病引起的眩晕，如位置性眩晕、前庭神经炎、药物中毒性眩晕、突发性耳聋伴眩晕、椎基底动脉供血不足和颅内占位性病变引起的眩晕。

1986 年中华医学会第二次全国脑血管病学术会议第三次修订了椎基底动脉短暂缺血性眩晕的诊断依据：

（1）眩晕持续时间仅为数分钟，每日发作数次或数日发作一次，眩晕可为旋转性，或表现为平衡失调、不稳感、倾倒感、猝倒、共济失调等。

（2）肢体无力、麻痹、运动欠灵活。

（3）面部和/或肢体麻木感，感觉缺失或感觉异常。

（4）视物模糊或复视。

（5）吞咽困难、构语障碍。

具备第一项外，伴有2～5项中一项或一项以上的征象，同时经听力学、前庭功能检查等以及必要时头颅CT检查，排除其他原因所致眩晕者，可诊断为本病。

1990年美国国立卫生院发表神经疾病和中风研究所发表的椎基底动脉短暂缺血性眩晕的诊断标准是：

（1）运动障碍，左侧和/或右侧下上肢及面部软弱，麻痹或行动笨拙。

（2）感觉障碍，左、右侧或双侧感觉缺失，麻木或感觉异常。

（3）一侧或双侧视野缺失，或视物模糊。

（4）平衡障碍，眩晕，不稳定感或共济失调，复视，吞咽困难，或构音障碍。

（5）症状突起，一般持续2～15分钟，并在24小时内缓解，遗留神经缺失。

另外，颈性眩晕的发作与颈部活动及一定的头位有关，尚多伴有头痛，耳蜗症状较梅尼埃病少。

经过仔细采集病史，结合耳鼻喉科和骨科的常规检查、听力学检查、前庭功能检查、甘油试验、颈椎放射和影像学检查、脑血流图等检查，对照上列诊断标准或依据，对这两种疾病是可以作出鉴别诊断的。

56. 颈性眩晕和其他眩晕如何鉴别诊断？

眩晕是一种运动性或位置性错觉，由于平衡感觉障碍，引起自身或外界静止的景物运动的错觉，呈旋转、摇摆或飘浮感。颈椎病和其他许多病均可引起眩晕。其发病机制是：人体的平衡状态的维持必须有来自前庭、视觉器官和深部感受器共同完成，三者密切配合协调，维持身体的平衡。其中以前庭最重要，内耳前庭将外界的信息通过前庭神经、前庭核传送到大脑皮层的前庭中枢，然后从大脑、小脑、脊髓及网状结构发出离心冲动，引起必要的感觉和反射维持身体的平衡。这一过程的维持又需要神经系统、血液系统、心血管系统、感觉系统、运动系统和自主神经系统的参与，任何一个环节发生病变，均可引起眩晕和平衡障碍。可以发生眩晕的疾病可简单归纳如下：

（1）位听系统疾病　外耳道的耵聍，异物刺激，外耳道炎症等；中耳的咽鼓管阻塞，通气不良，中耳气压伤，急、慢性卡他性中耳炎、化脓性中耳炎等；内耳的感染、血管性疾病、创伤、梅尼埃病、耳硬化症和位置性眩晕。

（2）中枢的创伤、感染、肿瘤、脑血管意外、多发性硬化（20%有眩晕）、癫痫小发作、脑萎缩等。

（3）精神性眩晕。

（4）视觉系统的病变。

（5）本体感觉系统从脊髓神经后根、脊髓后索、丘脑，到大脑、大脑皮层顶叶径路上的病变，颈椎病综合征，颅底血管病综合征等。

（6）心血管系统的高血压及高血压性心脏病、动脉粥样硬化、心脏瓣膜病、冠状动脉病变、阵发性心房纤颤、低血压、颈动脉窦综合征等。

（7）血液系统各种原发性、继发性贫血，白血病等。

（8）内分泌系统甲状腺、甲状旁腺功能低下，肾上腺瘤，胰岛素代谢异常等。

（9）各种药物、化学物质、一氧化碳，酒精等中毒。

因此，要在如此之多的疾病中作出鉴别诊断必须全面采集病史，进行必要的全身检查，结合临床症状和体征综合分析，才能作出正确诊断。前面我们已经讨论了颈性眩晕和梅尼埃病的鉴别诊断，现将颈性眩晕和其他几种眩晕的鉴别诊断列于表2。

表2　眩晕的鉴别诊断表

	眩晕特点	伴发症状	眼震和平衡障碍	神经系统症状
颈性眩晕	突发，旋转感、晃动、不稳感、沉浮感等，与颈部活动或头位有关	头痛、视觉症状、肢体麻木、感觉异常，吞咽或构语障碍等	部分患者有自发性或位置性眼震，为水平或水平旋转性，方向固定。平衡失调	可有意识障碍
中枢性眩晕	逐渐起病，持续性，持久，多向一侧移动，亦有旋转感较轻	伴有关疾病的相应的症状	眼震随病变部位多变，粗大，无潜伏期，持续时间长。中脑以上病变一般无眼震。有平衡障碍	有脑神经及传导束症状
精神性眩晕	头晕多于眩晕，发作及持续时间与情绪变化有关	伴焦虑、失眠等	多无眼震，可有步态不稳，多无平衡障碍	自觉症状多，但无阳性体征
前庭末梢性眩晕	突然，阵发性，旋转感、自身运动或外物转动感，强烈	常伴耳鸣、听力下降，植物神经系症状	有水平或水平旋转性眼震，慢相向病灶侧，有潜伏期，多有平衡障碍	无Ⅷ颅神经以外的颅神经症状

57. 如何防止外伤诱发颈椎病发作？

各种身体外伤对颈椎病均有不同程度影响，但可以诱发颈椎病的，应该是头颈部的外伤。有许多资料表明，颈椎病患者中，有半数以上的患者与外伤有直接关系。头颈外伤通常包括交通意外损伤、运动损伤、生活与工作中的意外损伤等。这些损伤一方面是颈椎病的发病因素，另一方面可诱发和加重颈椎病。为了防止这些损伤诱发颈椎病发作，应避免在高速行驶的车厢内看书、在座位上睡觉，最好能系上安全带。当需要做某项运动时，应事先做好全身准备，当然包括头颈部的准备活动。生活中应防止各种意外损伤，如在公共场所或居住拥挤的条件下避免头颈部外伤。特别需要提出的是颈椎病病人不要轻易做按摩，如果要做按摩，手法应轻柔，避免暴力挤压、搬动头颈部，以免加重损伤。

58. 何谓颈椎挥鞭样损伤？

颈椎挥鞭样损伤又叫过伸位损伤或后加速损伤。它是颈部受损伤时，与躯干相比，头颈运动速度加快所造成的损伤。整个损伤过程类似于马车夫挥动鞭子的过程，故而称为挥鞭样损伤。这种损伤好发于老年人，特别是有颈椎病的患者。因其颈椎活动的灵活性下降，这样在摔跌或撞车时，因缺乏保护性屈颈动作而发生损伤。通常是颈前部软组织损伤严重，可引起食管损伤及咽后血肿，有些患者伤后可出现吞咽困难、声音嘶哑等。

随着高速公路的出现，这种损伤日益增多，有时可因经验不足而致漏诊或误诊。当高速行驶的车辆急刹车或撞车时，由于惯性力的作用，面、颌、额部遭受来自正前方的撞击，而使头颈向后过度仰伸，瞬间头颈又向前屈，从而引起损伤。正常情况下，颈椎过仰时，椎管内的脊髓及硬膜呈折叠样（手风琴式）被压缩变短。若伤者有椎管狭窄，则容易使脊髓嵌夹于突然前凸、内陷的黄韧带与前方的骨性管壁之间，引起脊髓损伤。这种损伤由于在损伤过程移位的椎体、椎间盘快速复位，所以在X线片上可以看不出什么变化。伤后，除颈部疼痛外，常常出现上、下肢瘫痪、感觉消失，严重者可有大、小便失禁。

发生这种损伤，应着重对颈部制动与固定，通常可采用持续牵引。牵引时牵引的力略向前屈 5～10 度，切勿过伸，牵引重量以 1～1.5 公斤为宜，同时需保持呼吸道通畅，给一些脱水药，减轻脊髓水肿，预防并发症，如肺炎、褥疮等，加重肢体功能锻炼。如需手术治疗，一般应在 3 周后，待创伤反应减退、病情稳定后行手术治疗。

59. 颈椎病与职业有关吗？

颈椎病是一种常见病，越来越广泛地被人们所认识。随着生活水平的提高，医疗检查手段的进步，更多的人被诊断为“颈椎病”。病人一多，就使得人们对这种病是否与职业有关产生了疑问。

许多人以为从事颈部活动过多或总是将颈部固定于一个位置的人容易得颈椎病，这种讲法有一定道理。从颈椎病的发生上讲，主要与年龄增长有关，年龄意味着磨损，而上述颈部活动过多或颈部长时间固定于一个位置者易更早地产生退行性改变。在我们的工作中常见到，颈部在工作中易固定于某一位置的人，容易产生颈项部的不适，如沉重、僵硬、活动轻度受限等，而这些病人更多患的是颈项韧带炎症或颈部肌筋膜炎，而并非真正的颈椎病。X 线片检查只发现有颈椎生理曲度的变化，并没有骨结构或椎间盘的变化。

对于工作中颈部总是保持一个位置的人，如低头姿势工作，颈椎前部受压过久可加速椎体前缘退化。我们建议工作间隙有机会要做一下颈部保健操，或更简单去经常变换一下颈部的位置，如后伸、旋转，使颈项韧带得以放松休息，来减少不适感觉。也可以在工作后做一些热敷和轻柔的按摩，睡眠时枕不要过高，或在肩项区垫枕，使头微后仰休息，这些均能较有效地治疗颈项韧带引起的症状。

60. 颈椎病诊治的过去、现在和将来的状况如何？

颈椎病是中老年人的常见病与多发病，轻者头痛头晕、手足麻木，重者可致肢体瘫痪、大小便失禁，严重威胁着人们的健康，成为国内外学者一致关注和研究的重要课题。

我国2000多年前的远古时代的医学著作《内经》中描述的“痛痹”和颈椎病有许多类似现象，《内经·素问·痹论篇》说：“风、寒、湿三气杂至合而为痹也，其风气盛者为行痹，寒气盛者为痛痹，湿气盛者为着痹也”，并按症状部位分为筋痹、骨痹、脉痹、肌痹和皮痹，认为寒邪偏盛，流注经络、关节，以致气血不畅，不通则痛，造成痛痹，致关节屈伸不利，严重者可使关节畸形、僵硬和肌肉萎缩等。祖国医学根据热则流通，寒则凝塞，通则不痛，不通则痛的朴素道理，以温经通络、散寒、活血祛风为治疗原则，产生出许多“方剂”、“冲剂”、“灵”等膏丹丸散，对缓解症状起着一定作用。对传统医学的内容，应取其精华，去其糟粕，发掘提高。但一些人出于某种目的，利用传媒、广告，大肆渲染，盖以“宫廷秘方”、“世代祖传”等欺世盗名、盗钱，所谓“可以1～2疗程化骨刺”、治愈率80%或90%等等，则又跨越了真理的界限，成为骗人的谬误。

另一方面，现代医学也不断从解剖病理的角度对颈椎病的发生发展原因和症状分型、治疗等方面，进行着广泛的研究。1858年Von Luschka描述了钩椎关节（Luschka关节）退变增生刺激或挤压神经根现象。1928年Slookey发现有类似软骨瘤的肿块压迫脊髓前方引起症状，Peet Echols于1934年证实此为椎间盘。1940年Stookey将颈椎间盘压迫引起的颈椎病变，分成颈脊髓单侧受压、双侧受压和神经根受压三种类型，1948年Brain才将骨质增生、椎间盘退行性变所产生的颈脊髓神经等受累而产生的病变称为颈椎病。到目前已能更精确科学地分类（见前面章节），并选择相应的治疗方法，提高了疗效。

在治疗方面，很长一段时间里，医生对这种压迫脊髓神经的因素束手无策，直到20世纪50年代初仍停留在后路椎板切除，中线切开硬膜，松动和移动神经根等，效果极差，一直到1958年，才开始有人从前路切除椎间盘，取得了令人满意的结果，使颈椎病的治疗取得了质的飞跃。目前国内外已盛行的前路方法有Smith－Robinson法（1958年），即用骨刀在病变处切骨槽，切刮除椎间盘和骨刺，然后用马蹄型骨块嵌入植骨，此时可撑开椎间隙，使隆凸入椎管内组织韧带回位，方法安全可靠。另一为Cloward法，用环锯在病变区开窗，刮去椎间盘及中间部分的骨刺，然后植入圆柱形骨块，植骨块稳定不易脱出，但无撑开作用，两侧方的骨刺，常不易彻底切除，且环锯深度不好掌握，损伤脊髓的危险比第一种方法大一些。对于较严重的颈椎病及长节段后纵韧带骨化者，可行前路椎体次全切除，再行长骨块支撑植骨。此法虽然可较彻底切除压迫脊髓因素，但稳定性较差，要慎用。此外，国内外均不断有大同小异的改良手术方法介绍，但还需时间考验。不管使用哪种方法，均应遵循两个原则：彻底切除脊髓神经压迫和重建脊柱的稳定性。近些年来有些医生试图用其他材料取代植骨块，如有机玻璃块、骨水泥及羧磷灰石块等等，但临床实践证明这些无生命力的物质，不能形成骨融合，重建脊柱的稳定性。由于颈椎活动度较大，在骨和这些无生命力材料界面处的骨组织将逐渐硬化和吸收，致植入物松脱。这些现象临床上已不少见，有向前脱出压迫食管、气管致吞咽困难和呛咳或向后脱落致压迫脊髓致瘫，如不改进，恐将遭淘汰。

不少颈椎病患者，同时存在3～4个节段椎间盘病变，或同时存在后方黄韧带肥厚，或椎板增厚形成椎管狭窄，单纯前路手术常不能解决全部症状，有时还需加后路手术。鉴于以前单纯后路棘突椎板广泛切除术效果不佳，1968年Hirabashi设计了后开门椎板扩大成形术，简称“后开门”手术，取得了良好的效果。此后，又出现改进型手术，如“双开门”和“Z”型开门等等，效果与单开门无异，但单开门更简单易行。

颈椎病治疗结果还不能达到100%满意，而且还有一些合并症、并发症出现，不断向骨科医生提出新的课题。为了寻求更安全更彻底减压，不少新手术器械应运而生，但都不够理想，还在发展改进中。为防止前路植骨块脱出，有些医生加用前路钢板，但病人常常顾虑日后还需取钢板。有人建议用可吸收螺钉固定，但目前材料设计还跟不上。近年来国内外有一些医生在颈部应用螺纹融合器（TFC）固定，早期结果看好，但有人主张进行更长一些时间观察。微创手术也由一些医生在临床应用观察中，如经皮椎间盘切除术，经皮激光减压术等已应用于颈部椎间盘治疗。国内广州市第二人民医院李健、北京垂杨柳医院任龙喜开展此项工作较早，已有多年经验，优点是创伤小，病人康复快，操作简单，但有人顾虑术后颈椎失稳问题。时间将会作出判断。

1969年Nordby报告用番木瓜酶（Chemopapain）治疗腰椎间盘突出症，效果不错，能否同样用来注入颈椎间盘内进行化学溶解呢？是值得深入探索的问题。

最近10多年，颈椎人工椎间盘也开始试用于临床，远期疗效仍需观察。

总之颈椎病的诊断和治疗，虽然已取得了许多成绩和进步，但手术方法仍需改进，以期取得更彻底减压，手术更安全，创伤更小，进一步减少合并症和并发症。

61. 如何治疗颈椎病？

颈椎病的治疗应因人和病情而定。通常可以分为保守治疗和手术治疗。保守治疗主要适用于轻症的各型颈椎病如神经根型、椎动脉型、脊髓型，方法有：制动、牵引、理疗、功能锻炼等；

药物可以用非甾体类镇痛抗炎药、神经营养药、解痉药等。

对于保守治疗无效或已出现明显神经损害症状的病人应手术治疗。手术治疗的方法可选择前路或后路手术。前路手术适用于少节段的，以前方压迫为主的颈椎病；方法是椎间盘切除、支撑植骨融合手术；后路手术分为椎管单、双开门扩大术及扩大成形术。

62. 如何用西药治疗颈椎病?

对于早期轻症的颈椎病，以保守治疗为主。除理疗、牵引、功能位制动、功能锻炼等措施外，适当的药物治疗也是必要的。颈椎病主要是因退变造成了神经、脊髓及椎动脉的损害，因此可选用针对退行性病变，改善神经营养，调整血管的药物。

（1）非甾体类镇痛抗炎药　如扶他林，泰诺林等都对缓解症状有一定的帮助，可消除软组织的物理性炎症，解决神经血管的炎症。

（2）神经营养药　如B族维生素：B_1、B_6、B_{12}等对调整神经有一定的帮助。

（3）血管调整扩张剂　如地巴唑、丹参片等对调整血管的病变，改善神经的血供均有一定的帮助。

63. 神经营养药物如何应用?

颈椎病明确诊断以后，针对所出现的临床症状，无论采取保守治疗或手术方法，都需要用一些神经营养药物，作为神经功能恢复的辅助手段。

颈椎病多引起周围神经的改变，这主要由于椎间孔狭窄，压迫通过的神经根，造成神经缺血和轴流的变化，产生神经蜕变，使其所支配控制的肢体区域发生肌肉萎缩、麻木、疼痛和感觉减退。既往所使用的神经营养药物主要是B族维生素，分别是B_1和B_{12}注射液。B_1参与体内糖代谢，提供神经组织能量；B_{12}是体内多种代谢过程中必需的辅酶，两种维生素以促进体内代谢过程的方式，帮助恢复神经功能。这种治疗多需持续一定时间，由于B_1和B_{12}为注射剂型，使用起来不方便，目前，市场上有一种药物叫弥可保，是一种辅酶型B_{12}，能够增强神经细胞内核酸、蛋白质和脂质的合成，特别是对治疗慢性神经损害有较明显的效果，它有针剂和口服剂两种类型，分别可用于急性期和慢性期病变。

64. 有化骨刺的中药吗？

中医一般将颈椎退行性病变表现归为“痛痹”，认为其主要症状为颈椎关节痛，为局部寒邪凝滞，根据热则疏通，寒则凝滞，通则不痛，不通则痛的朴素理论，以温经通络，散寒，活血，祛风为治疗原则。

药物方剂很多，或熬煎、或冲服、或外敷、或做成这兜那袋的，不一而足，有补血、补肾养阴、祛风湿等功效。但应强调的是中药作为一种治疗方法，到目前为止也只是起缓解症状作用，即止痛消肿，和芬必得、扶他林、泰诺林等异曲同工。病人渴望得到某种“灵药”能化骨刺，一些社会游医即迎合病人心意，推出种种所谓“××康”“××灵”声称能“化骨刺”，骗去病人几千甚至几万元血汗钱，然而一照X线片，骨刺依然如故，甚至发展，所谓能“化骨刺”是骗人的。

“骨刺”即骨质增生，是关节软骨长期磨损后，软骨下松质裸露反复刺激而出现新骨形成尖刺。其发生的原因很复杂，并不是由于尖刺“扎着”，而是骨质增生处相关肌肉韧带关节囊滑膜及关节液等发生一系列病理改变而引起的。骨质增生是人体整个生长过程的一种表现，主要与年龄有关（外伤、姿势等也有一定关系）。年龄意味着磨损程度，有人报告155例的颈椎骨刺发生情况为：其中，20～30岁，只有8人；30～40岁，18人；41～50岁，52人；51～60岁，59人；60～70岁，15人；70～80岁，3人（后二者调查人数少）。其中41～60岁调查人是111例。所以骨质增生是人类生老病死过程中不可避免的现象。一些骨刺增生出现较多病例，常常合并有颈椎间盘退化。注意颈部姿势、减少外伤才能预防。到目前为止所谓“化骨刺”是无科学根据的。

65. 神经根型颈椎病如何进行物理治疗？

颈椎病是常见病、多发病之一，属于缓慢进展的退行性疾患。主要病变为颈椎间盘退化引起颈椎间隙变窄、骨质增生、椎间孔变窄或椎管狭窄，导致颈脊神经根、椎动脉、颈交感神经或脊髓的刺激、受压，出现一系列临床症状。根据受累的部位及临床表现，通常分为神经根型、椎动脉型、交感神经型和脊髓型颈椎病等。

颈椎病的治疗以缓解症状为目的，除少数严重病例需手术治疗外，通常采取以理疗为主的保守疗法。理疗的原则及方法的选择应依颈椎病的类型而定。

神经根型颈椎病的临床表现以颈肩臂的放射性疼痛为特点。在急性期，应以改善局部血液循环、消除炎症水肿为治疗原则；在慢性期，则应以改善血运、松解粘连为原则。可以酌情选择的理疗方法有：

（1）颈椎牵引　电动或机械牵引，牵引时取坐位或仰卧位，颈前屈15～30度角，连续或间歇式牵拉，牵引力4～10公斤，可逐渐加重，牵引时间为20～30分钟，每日1次，重症者可用较大牵引力，每日连续牵引6～8小时，通常20～30次为一疗程，疗程间休息7～10天（图49～51）。

（2）短波透热　颈背部三联折叠电极或颈、臂双板极，脉冲或连

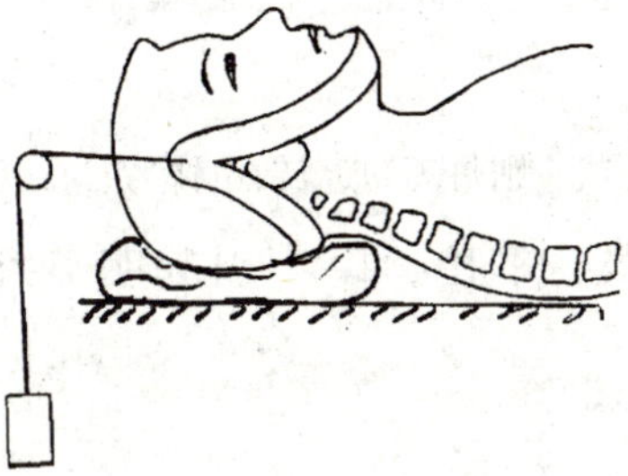

图 49　颈椎病卧位牵引法

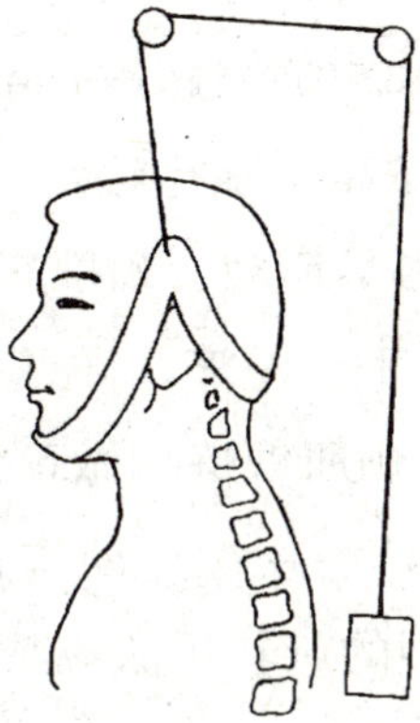

图 50　颈椎病坐位牵引法

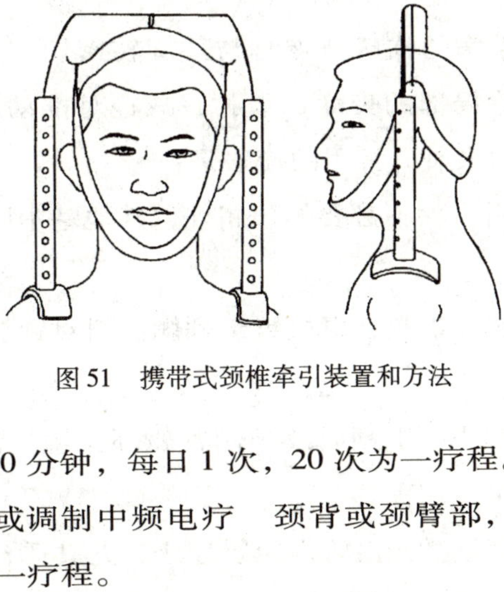

图 51　携带式颈椎牵引装置和方法

续式输出，15～20 分钟，每日 1 次，20 次为一疗程。

（3）干扰电或调制中频电疗　颈背或颈臂部，20 分钟，每日 1 次，20～30 次为一疗程。

（4）低频温热或负压电疗　颈背或颈臂部电热板极或吸附极，选定频率，治疗 20 分钟，余同（3）。

（5）直流电药物透入疗法　可酌情选用碘化钾、醋酸、中药等等，余同（3）。

（6）激光照射　可选用氦氖激光、二氧化碳激光或半导体激光等，局部或穴位、神经运动点、痛点照射。

（7）红外线局部照射、蜡疗、热袋等温热疗法。

（8）超声波或超声－中频电疗法。

（9）按摩推拿疗法　无论哪种按摩、推拿，皆应在了解颈椎解剖、生物力学运动、颈椎病的病理的基础上，轻柔操作，严防意外。

（10）手法治疗，详见后述。

（11）颈肌锻炼　做颈伸、屈、侧屈、旋转的操练，每次10～15分钟，每日2～4次。动作宜缓慢、平稳，以不引起明显疼痛头晕为适度。剧烈的旋转手法应禁用。

66. 椎动脉型颈椎病如何进行物理治疗？

椎动脉型颈椎病的临床特点是与颈旋转密切相关的一过性眩晕。理疗的原则是消除局部的炎症、水肿，减轻对椎动脉的刺激、压迫，改善椎基底动脉的供血。常用的疗法是：

（1）颈椎牵引　除不必要的颈屈外，其他基本同神经根型颈椎病的牵引法。

（2）短波透热　以盘状电极置于颈侧后斜对置或同神经根型颈椎病的短波疗法。

（3）脉冲磁疗法　于颈后及颈侧置磁环三组。治疗20分钟，每日1次，20～30次一疗程。

（4）低能量氦氖激光血管内照射疗法，尤其适合于伴血流变异常的病例。通常于肘静脉处以1.5～2.0毫瓦的输出功率，照射60分钟，每日或隔日1次，10次为一疗程。

（5）其他理疗法的应用　如干扰电、调制中频电、低频电、直流电药物透入及超声波等，基本同神经根型颈椎病的治疗。

67. 交感神经型和脊髓型颈椎病的物理治疗有哪些？

交感神经型颈椎病以头痛、听觉、内脏感觉异常、出汗障碍等为突出表现，往往与神经根型、椎动脉型或脊髓型颈椎病混合并存，其理疗法基本同神经根型、椎动脉型颈椎病的治疗。

脊髓型颈椎病以下肢沉重、麻木、行走困难为主要表现，理疗的目的在于改善局部的血液循环，减轻充血、肿胀及脊髓的受压状况。理疗法安全、平稳，忌颈椎牵引、推拿及手法治疗。短波透热及干扰电疗等为合适的保守疗法，可参照神经根型、椎动脉型颈椎病的治疗进行。

颈椎的保护性围领可以减少颈椎的活动，缓解对脊髓的刺激、压迫，改善症状。

颈椎病的预防宜从青年时期开始，注意锻炼身体，增强体质，坚持做颈椎保健操，避免睡高枕，预防颈肌劳损的发生。一旦出现颈痛等不适，应及早诊治，以免颈椎的过早退变。

68. 什么是颈椎病的手法治疗（西式手法）？

颈椎病是手法治疗的适应证之一，除脊髓型外，其他类型的颈椎病皆可做手法治疗，尤其是神经根型和颈型（单纯颈痛）颈椎病，手法治疗的疗效更好。

手法治疗是对骨关节的推动、牵拉、旋转等被动活动，是以骨关节活动的功能、解剖和生物力学特点为原理，针对疾患的病理改变，采取的手法操作技术。对颈椎病的治疗作用在于：①改善椎间关节的活动功能。手法作用于椎间关节、关节囊、相关的肌肉、韧带等软组织，通过适度的被动活动，缓解肌痉挛，改善血液循环，消除炎症、水肿，减轻疼痛。节律性的关节活动，对增厚的关节囊及囊内粘连、神经根袖粘连，起柔和的抻拉作用，有助于粘连的松解及减轻纤维组织的挛缩，从而明显地改善颈椎的活动功能；②改善椎间盘的营养。手法对颈椎的被动活动，使椎间盘的纤维环节律性地压缩与松弛，因而促进椎体终板的淋巴渗透和椎间盘髓核对养分的吸收，有助于椎间盘营养的改善；③改善椎间孔的状态，缓解对神经根的刺激、压迫。手法操作可以使椎间孔相对开大，减轻对神经根的挤压，促进炎症、水肿消散，增加神经根的血液供给。

手法治疗技术包括：①用双拇指有节律地推动棘突，使椎体自前向后滑移活动；②用双拇指有节律地推动椎体一侧的后关节突，使椎体自痛侧向健侧旋转活动；③用双拇指有节律地推动棘突的侧面，使椎体自痛侧向健侧旋转；④用双手、臂使患者的头自痛侧向健侧旋转活动；⑤用双手牵拉患者头部，使椎体做纵轴方向活动；⑥为患者做颈屈、伸、侧屈被动活动。

手法的强度分四级：Ⅰ级轻手法：从关节活动的原位开始，使关节轻微活动；Ⅱ级中手法：使关节活动范围达到全关节活动度的1/2以上，未及极限；Ⅲ级强手法：使关节活动至极限；Ⅳ级强手法：使关节活动达到最大范围后在极限区做微小活动。

手法的作用时间为45秒、60秒或90秒。手法的作用方式为每秒1～2次节律式或支持性固定式牵拉、旋转。

根据颈椎病的临床表现，选择针对性强的手法技术、作用强度及时间。单侧颈臂痛麻等，可用牵拉、推动患侧后关节突手法，向健侧旋转等手法；双侧颈臂痛麻或单纯颈痛无上肢表现的，可用推动棘突、牵拉手法。对于疼痛剧烈的，应激性高者，宜用轻手法、短时间的节律式手法或支持性固定式牵拉、旋转；对于病期长，以颈部活动受限为主者，宜用强手法、长时间及节律式。每次可以选择2～3种手法，每种手法重复2～3次，每日或隔日1次，5～10次为一疗程。

手法治疗时患者取卧位、全身放松，操作者以患者的耐受为前提，轻柔操作。对于骨质疏松的患者，手法治疗宜慎重，以免骨折。

手法治疗与按摩、理疗并用，效果更好。

69. 颈椎病按摩有何利弊？

推拿按摩是颈椎病常用的治疗方法之一，由于它具有简单易行、因地制宜、不需专门器械等特点，在颈椎病的治疗中被广泛采用。人们通过对颈部及邻近软组织的推拿按摩，可有效地改善组织局部的血液循环状态，促进新陈代谢，达到“通经活络、解痉止痛、理气化瘀”的目的，使颈椎病患者的症状有所缓解（图52）。

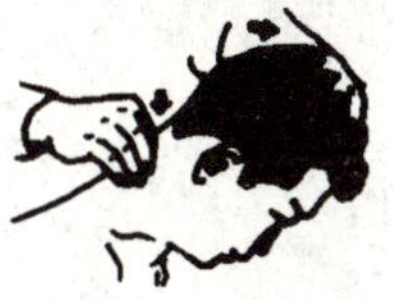

①屈颈　左手放于前额向后推其头部，右手拇与食指捏住颈5～6两侧肌肉向前推按，然后前屈头部，再向后提拉。

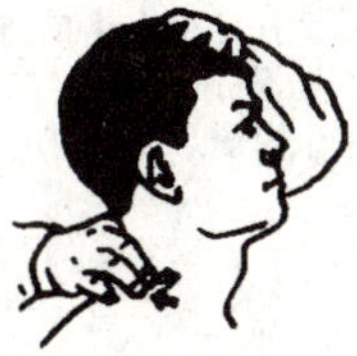

②后仰　左手按头部，向前屈颈到最大限度，右手拇指与食指，于颈5～6平面，向中线并向前徐徐捏按。

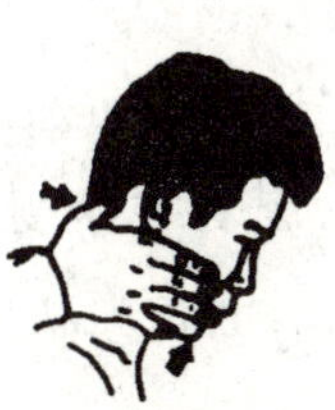

③拔伸　术者将两前臂尺侧放于患者肩上，两手托住两侧颧弓及下颌，两拇指分别按压两风池穴，两手向前上拔伸牵引头部。

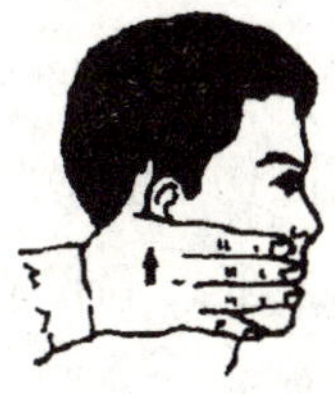

④牵引后伸　在牵引下向后伸颈部。

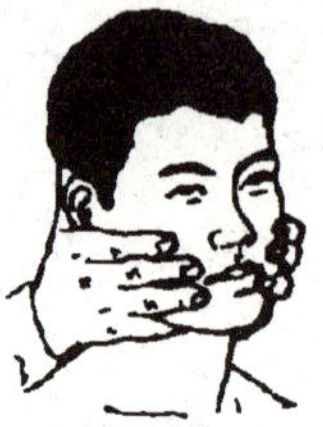

⑤中立位拔伸　术者两手抱患者两侧头部向上拔伸牵引。

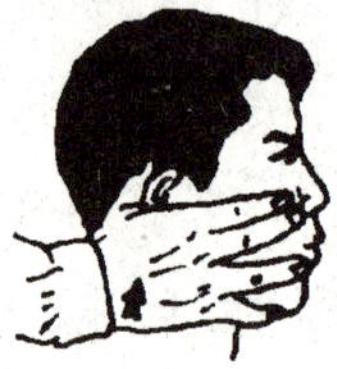

⑥旋转　在牵引下先向健侧徐徐旋转45°，后向患侧旋转45°，在回到中立位，继而将头部稍前屈，再左右旋转一次。

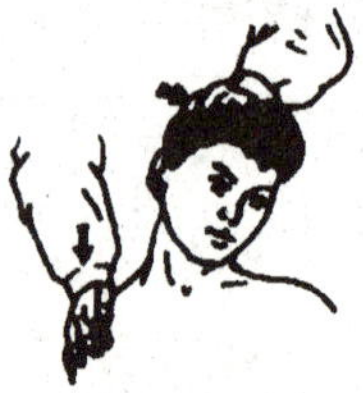

⑦侧位拔伸　右手掌按住肩头，左手扶住患者头顶两手向相反方向分离，牵引其颈部。同法施于对侧。

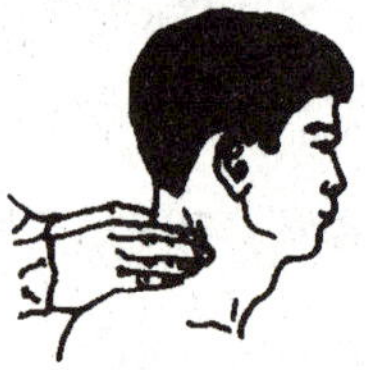

⑧舒筋　两手食、中、无名三指于颈后两侧旋转揉按。

图 52　颈椎病按摩示意图

但是，颈椎病患者在接受推拿按摩治疗时，如方法或手法使用不当，特别是剧烈的旋转手法常会出现相反的结果，患者症状可加重，甚至产生严重后果。主要表现为：

（1）如果作用于颈部的按摩力量过大、过猛，可造成颈部肌肉损伤，包括肌肉拉伤、挫伤及出血等。表现为患者在接受按摩治疗后，自感颈部活动受限，局部软组织有明显压痛，重者皮肤可见红肿，甚至出现皮下淤血斑。

（2）过度用力的推拿按摩可造成颈部骨骼及周围的韧带损伤，使颈椎出现不稳定，主要表现为原有的症状突然加剧，如上肢的放射性疼痛加重，上肢肌肉无力，麻木加剧，头晕加剧等。有的患者拍颈椎X线片，可见颈椎椎体或小关节不稳定，甚至有脱位或半脱位的现象。

（3）在进行颈椎病的推拿按摩过程中，有的医生采取大幅度地旋转头颈部，个别操作者甚至在旋转头部的过程中，突然改变旋转的速度和方向，试图使颈椎产生弹响的声音，这更是十分危险的。因为头颈部的大幅度转动必然会牵动颈椎椎管内的脊髓神经和周围与之相连的神经根，强迫其同步活动，在突然改变转动幅度、速度和方向时，这种活动会超出正常的范围，以致造成神经损伤，严重者造成神经断裂及高位截瘫。

为了兴利除弊，更好地发挥祖国医学在治疗颈椎病中的特殊作用，达到安全有效的目的，我们建议颈椎病患者在接受推拿按摩时，应注意以下几点：①按摩前应先到正规医院检查确诊为颈椎病，并了解病变程度及类型是否适合按摩，有没有先天畸形等不宜按摩的病变；②局部按摩的力量宜轻不宜重，按摩时操作手法宜柔不宜猛，头颈部活动的幅度宜小不宜大；③出现症状加重等异常情况时应立即停止操作，并平卧，头部略向后仰，同时请有经验的专业人员协助处理；④按摩 1～2 疗程无效者应请正规医院医生分析其原因，不宜按摩者应进行手术治疗。

对于颈椎病患者，我们更提倡在诊断准确的基础上，每日适当地进行自我按摩，即患者自己在颈后及颈部两侧循序渐进地进行按摩，这样比较安全，也可达到辅助治疗的目的。

另外一些情况应列为按摩禁忌：颈椎有骨折或有脱位现象，严重骨质增生合并椎管狭窄者，有颈椎局部或全身其他部位感染时，并且有动脉硬化，脑供血不全等均不宜按摩，否则会加重原来症状或发生新的损伤。

70. 按摩能抠掉骨刺吗？

前一段时间，电视节目中展示某老妇人在为病人按摩治疗颈椎病，问病人说：“听到响了吗？”病人似懂非懂地回答说“好像听到了响声。”也不知道所指是自己颈椎上的响声，还是按摩者的关节响声。按摩者对病人说：“我把你的颈椎骨刺抠掉了！”。这事一时成为医生们的笑谈，但却有一大批“有病乱投医”的病人前往“治疗”，治疗后该按摩者还不让病人照X线片检查。然而正是X线片这一照妖镜，戳穿了她的西洋镜，X线片显示骨刺仍清楚地存在。

中医按摩后，一些颈椎病病人颈部症状确实可减轻一些，特别是合并有颈周和肩周软组织和肌腱炎症者。对于以“按摩去骨刺”的骗人者，患者应用科学的理论和知识，识别他们的欺骗行为，以知识和法律的力量维护自己的合法权益。

71. 如何防止颈椎畸形误诊为颈椎病而按摩致瘫？

颈椎畸形临床上并非少见，且往往伴有脊髓、脊髓血管等多种结构的畸形。从人类进化和发育角度看，颈椎及其周围结构借助各种纤维和骨性结构来维持其稳定功能、运动功能和保护脊髓的功能。颈椎畸形的存在，使其上述功能减弱，在一定条件下，脊髓可能遭受不可避免的损伤。所以认识和正确诊断处理颈椎畸形非常重要。

遗憾的是，许多非骨科专业医生及骨伤科同志对此畸形并不了解，缺乏对颈椎畸形并发多种畸形的认识，再加上颈椎畸形在病理情况下出现的症状与颈椎病的症状相似或相同，如颈部疼痛，颈部活动受限，肩及上肢各部麻木，肌力减弱等，如不仔细检查很难与颈椎病相鉴别，所以常常误诊为“颈椎病”、“颈部肌筋膜炎”、“落枕”等疾病而草率地给予按摩、牵引等治疗。颈椎的一些先天性畸形如寰枕畸形、齿突缺如、齿突发育不全使颈椎稳定性丢失。这种情况下按摩常可使齿突脱位或脊髓受压或损伤加重，导致截瘫，甚至死亡。这种惨痛的教训就是对颈椎畸形诊断不明造成的误治。

如何提高对颈椎畸形的诊治呢？首先对于疑似颈椎病的病人，常规拍摄颈椎正侧位及双斜位片，除能观察有无退变外，还能观察到有无各种形式的颈椎畸形。一旦发现颈椎畸形，一定按相应的方法处理，必要时再行CT或MRI检查。并用颈托保护，禁忌按摩，尤其是暴力手法按摩。以免导致严重后果。

典型病例报告

李××，女，43岁，因颈部不适及上肢麻木反复发作，于某医院做旋转手法扳正按摩，病人突感上下肢麻木无力，左手不能上举，大小便困难，来我院急诊，摄片颈椎正侧位及开口像示齿状突发育不全，即收病人入院行颅骨牵引及脱水治疗。治疗后症状渐缓解，四肢肌力恢复正常，行颈椎－枕骨融合术后，病人痊愈出院。

72. 如何防止颈椎肿瘤误诊为颈椎病而按摩致瘫？

颈椎肿瘤比较少见，男性多于女性，其中原发性良性肿瘤比恶性多见。良性肿瘤中以骨巨细胞瘤、骨母细胞瘤为多。恶性肿瘤多为转移性、原发性，恶性肿瘤极为罕见。从年龄来看，恶性肿瘤发病年龄大于良性肿瘤，平均年龄为50岁，从颈椎好发部位来看，第6、第7颈椎为多见，其次为第4、第5颈椎。

颈椎肿瘤的症状、体征与颈椎病有许多相似之处，常为渐进性颈肩部疼痛，开始时疼痛较轻，呈间歇性隐痛，不易引起注意，以后可发展成持续性剧痛，有时颈部可触及包块。颈椎椎体或附件受肿瘤的侵袭，常出现骨破坏、塌陷、颈椎不稳定等病理变化，甚至发生病理性骨折，压迫脊髓，出现下肢瘫痪或四肢瘫痪。

由于颈椎病的症状与之易混淆，所以有些颈椎肿瘤的病人易被误诊为颈椎病而错误地行按摩理疗等治疗手段，其结果除了有可能促进肿瘤破坏正常骨质，加重瘤细胞扩散外，还可使本来就不稳定的颈椎产生脱位，甚至骨折，压迫脊髓而导致瘫痪。

为避免上述情况，对于疑似颈椎病患者，拍颈椎平片必不可少。X线对于诊断骨肿瘤是不可缺少的手段，但从X线片上能看到的颈椎破坏，已有30%～50%的骨质已遭到了破坏。故在早期X线平片很难显示清楚。CT对于肿瘤诊断很有价值，可了解骨质破坏的严重程度及位置。MRI检查能了解肿瘤在椎管内的大小与方向及颈椎破坏压迫脊髓情况，有其特殊的意义。所以为了鉴别颈椎病与颈椎肿瘤，必要时可行CT或MRI检查，在未确诊之前，可用颈托保护颈椎，而禁忌按摩、牵引等治疗。

典型病例介绍

患者，张××，54岁，因颈部疼痛，咳嗽时加重，并放射到左上肢手尺侧，在某医院行新法手法旋转按摩治疗。治疗中突然出现四肢无力，颈部疼痛明显加重，来我院急诊。检查四肢瘫（不全性），X线片示C_6骨结构破坏，C_6～C_7呈半脱位。收入院牵引脱水处理，症状略缓解后，行颈椎前路手术，病理报告为骨髓浆细胞肿瘤。切除C_6减压，钢板及骨水泥置换术后配合内科化疗，完全康复出院。

73. 引起类似颈椎病症状的先天畸形有哪些？

颈椎存在有先天发育因素造成的解剖结构异常，临床上并非少见。这种畸形的存在，使之功能减弱，在一定条件下脊髓及神经根受压，引起颈椎病症状。这些畸形由于未被普遍认识，所以常引起误诊误治，尤其按摩可致截瘫的严重后果。现将这些变异做一介绍。

齿状突畸形。在胚胎发育阶段，因某种因素的影响，导致齿状突和寰椎横韧带发育不良，包括齿状突游离与枢椎椎体不融合；齿突腰部缺如；齿状突基底部不发育；齿突尖甚至整个齿突缺如（图53）。由于齿突是寰枢关节重要的稳定和功能活动的中轴骨性连结结构，具有控制头颈前屈和过度旋转功能。所以这种畸形必将导致寰枢关节不稳定，寰枢关节半脱位，造成脊髓受压而出现四肢麻木甚至不同程度的瘫痪及二便功能障碍。有时这种畸形合并颅底扁平及其他畸形，诊断治疗则更为复杂，易误为颈椎病，按摩可引起截瘫。

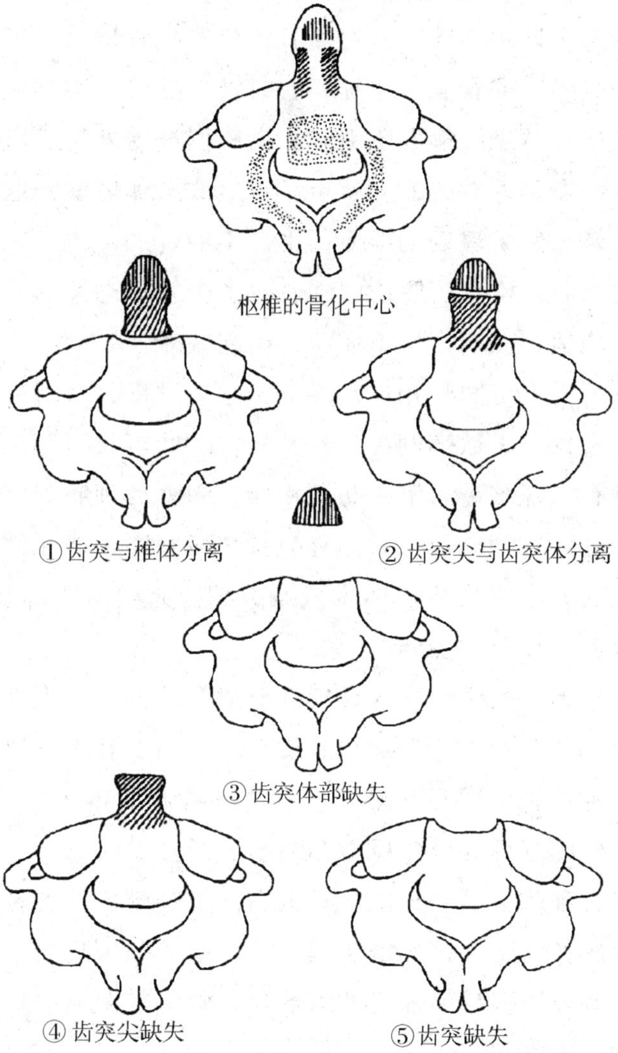

图 53　齿突的发育障碍

寰椎枕骨发育不全致寰椎枕骨化、枕骨大孔狭窄即枕骨颈椎化。这种畸形由于压迫脊髓位置高，有时合并小脑、延髓的压迫，所以症状体征极为复杂。

颈椎先天性两个或两个以上颈椎融合，使颈椎长度缩短，是造成先天性斜颈的原因。主要表现为颈部短粗、发际低平、颈部活动受限。这种畸形早期多不伴有神经症状，随着年龄增长，退变加剧，可能出现神经刺激征或脊髓压迫征，有时神经症状相当隐匿，只在劳累后出现，经适当休息缓解，不引起注意。但遭受外伤后可出现明显神经症状。其特点是外力轻，症状重，常造成肢体瘫痪，这是因为融合部位的颈椎是易发生退变的部分，也是不稳定的部位，一旦遭轻微外伤，尽管不引起颈椎骨折脱位，却改变了椎管形态及其与脊髓相应关系造成脊髓压迫，按摩常加重症状，引起截瘫。

颈肋是颈椎上有肋骨相连，多见于第 7 颈椎，有时也见于第 6 颈椎，以女性多见，半数病例为双侧发病。颈肋可长短不一。颈肋较短者其外端常有一纤维带与第一肋骨相连，完整的颈肋则可完全代替正常的第一肋骨。这种畸形有时伴有前斜角肌肥厚，造成锁骨下动脉及臂丛的压迫引起上肢疼痛、麻木或疲劳感。有时肩胛部及颈部疼痛，严重者可有手内在肌的萎缩。

其他变异如环椎椎动脉沟骨桥的形成、颈椎椎弓根缺如，颈椎峡部裂较为少见。多数患者无症状或仅有轻微的上肢感觉异常和神经根刺激症状。脊柱裂主要见于环椎，通常无症状。椎体畸形如楔状椎、蝶形椎、半椎体等可导致颈椎侧凸畸形。

总之，各种颈椎的变异也可导致类似于颈椎病的各种症状，正确认识这些畸形，对于保护颈椎及其功能，指导颈椎病的治疗有重要意义。这类病例如被误诊而强行按摩治疗，常引发截瘫或症状加重，应引起我们的高度警惕。

74. 气功能“化骨刺”吗？

正如前边“有化骨刺的中药吗？”题中提到的骨刺的发生发展有

其一定的规律，是人体整个退化过程中的一种表现，人人都要经历，不可抗拒，西药和中药均只能缓解症状，不可能“化骨刺”，气功更无此功能。

气功对于一些功能性紊乱疾病，如高血压、神经衰弱、胃肠功能紊乱等，起一定辅助治疗作用，然而将它神化为可以“治肿瘤”、“化骨刺”、“碎结石”，甚至吹嘘能延长某某危重老人的寿命等，都属欺人之谈。吹嘘者害人，轻信者误己，有些患者受骗后来医院手术时，仍然大惑不解，睁大眼睛对我说“那气功师能隔着玻璃取药片呢!”，我对他说“您看过马戏团的魔术表演吗?”

75. 支具在颈椎病中是如何应用的?

众所周知，颈椎病的病因是由于颈椎间盘退变后，椎体间松动，以及间盘破裂脱出或椎体的边缘产生骨赘，压迫神经根或骨髓而引发的一系列症状。

国内将颈椎病大致分为局部型颈椎病，神经根型颈椎病，脊髓型颈椎病，椎动脉型颈椎病以及交感神经型和混合型颈椎病等。在治疗中，有相当多的病人，在初期治疗中采用保守疗法，通过固定、牵引、按摩等方法，减轻疼痛，控制症状。其中固定制动是最基本有效的方法之一，因此，使用何种固定器具对病人十分重要。

支具在国外应用已十分广泛，而在我国开展和应用仅几年时间，但它轻巧的外观和适度的制作，已被病人和医师普遍接受。

对颈椎的固定，可以减轻颈椎压力，减少摩擦，减轻神经根刺激症状，也可以限制椎动脉型颈椎病的发作。过去常用的固定工具，只能将颈椎固定在某一位置，不能根据病人的需求而改变。由于支具是针对病人专门制作，所以可根据 X 线片或 CT 的检查诊断，按医师们要求固定多种姿态。因此，也就更合理，配戴更舒适（图 54、55）。

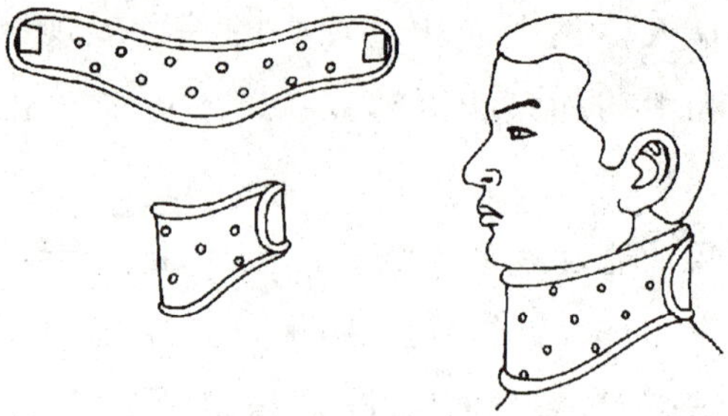

图 54　颈托构造和使用方法

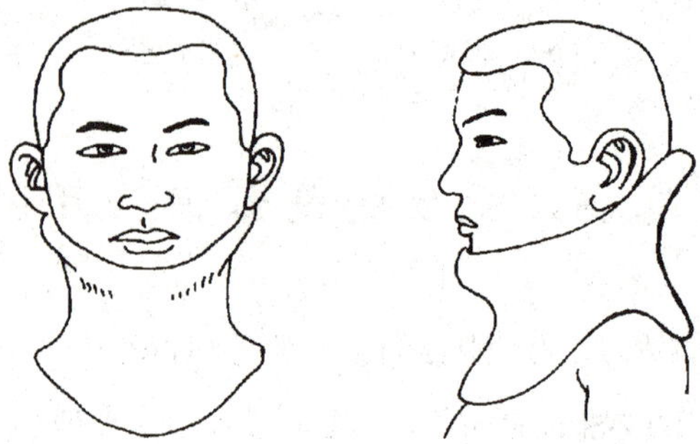

图 55　石膏围领的固定方法

支具的制作过程　首先用石膏纱布给病人取模型，根据情况可以采取屈曲位、伸展位或中立位，然后用塑料板材热塑整形，根据要求修改完成，为使病人更舒适，可以在内侧加软衬，并打一些通风孔，使配戴更舒适。颈椎支具分为前后两片，以方便使用，必要时可以与牵引装置相连接。

以上简述了颈椎支具的工作原理和制作，希望被更多的医师和病人所采用。

76. 非手术治疗颈椎病能解决多少问题？

除了一些严重病例，来医院时已有明显脊髓压迫症状，需尽快手术者外，颈椎病一般均先采取非手术疗法，一段时间后，如无效，再考虑手术治疗。

非手术疗法包括牵引理疗、手法按摩、针灸及中西药等，可选择上述1～2种，或2～3种方法进行治疗。

非手术治疗的疗效，据报道，对早期轻型患者，效果较好，有效率在50%～96%，有效期能不同程度缓解一些症状，但治愈率却不高，一般报道多在20%～30%，且疗程长，复发率高。国内有人报道，非手术疗法治疗86例，有效率为96.5%，治愈率仅为3.5%，显效者45.3%，对其中38例进行长达半年至一年随访，36例复发，仅2例无复发。国外Friedenbery报道非手术治疗100例，60%有改善，治愈率仅8%，90%日后仍残留症状，15%病例逐渐恶化发展，25%病人需换工种。

上述资料表明，非手术疗法只能解决一少部分问题，对于症状较重或反复发作，迁延不愈或同时X线片、MRI和CT证实有手术指征者，应抓住时机治疗，以免病情恶化时才仓促手术，影响手术治疗效果。

77. 动力平衡治疗系统（KKT）为什么可改善颈椎病？

我们日常生活和工作中的很多不正确姿势和体位是导致脊柱寰枢椎失衡而引发脊柱疾病的重要原因。为此，临床医学对寰枢椎失衡进行了大量生理、病理和生物力学方面的研究。

脊柱动力平衡治疗系统（Khan kinetic treatment device，简称KKT），是由加拿大国际医疗机构发展的一种非侵入式脊柱矫正治疗专利技术。其适应证主要是脊柱（颈、腰椎）疾患、颈椎病、腰椎病、供血不足引起的头晕头痛、特发性脊柱侧弯（cobb角<30°）、颈腰椎术后残留的麻木和疼痛等。

该技术是建立在研究人体寰椎生物力学、生理学的原理基础上，通过拍摄特定X线片得到寰椎各种参数，输入计算机系统进行治疗部位定位和确定冲击治疗量进行非侵入式动力平衡治疗，即通过低频脉冲（声纳）将频率、强度、矢量方向、脉冲数等参数精确可控的治疗波作用于人体第一颈椎，将其调整回正常位置，借助人体自身代偿特性使其重新回归原位，脊柱结构恢复平衡，从而达到大脑与躯体之间的信息传递和血液流通恢复正常。

目前该技术在欧美已治愈了30万病例，并获得加拿大卫生部、美国FDA、欧盟CE和中国SFDA的认证和批准。武警总医院于2007年引进了KKT脊柱治疗技术和设备，成立了脊柱动力平衡科。经两年多的临床治疗观察，213位患者治疗前齿状突移位平均为0.89mm，治疗后平均为0.42mm，改善率47%。治疗后症状和体征明显改善为53.8%，改善为34.6%，无变化为11.5%，取得了很好的治疗效果。

北京协和医院也于2008年开展这种治疗。

78. 哪些病人必须手术治疗？

颈椎病有许多类型，病变的不同时期，临床症状也会由轻到重产生变化。该病早期的许多症状是可以通过理疗或药物治疗得到缓解，并不一定都要采取手术治疗。

只有那些症状经过长期保守治疗无效，而其生活、工作由于颈椎病的存在受很大影响的病人方才考虑手术治疗。

（1）有脊髓神经受压的体征者，如脊髓型颈椎病由于压迫脊髓，使下肢肌张力增高，出现足的感觉异常（踩棉花感），下肢行走不稳，继续发展会产生大小便障碍，严重会引起瘫痪。

（2）周围型颈椎病会发生上肢、手的麻木，疼痛以至肌肉萎缩等，在这种情况出现以后，保守治疗方法不会再产生明显的效果。

（3）CT、MRI检查脊髓神经受压明显，症状不缓解者，只有借助手术的方法彻底解除脊髓的压迫，达到从根本上治疗颈椎病的目的。但值得指出的是单纯 X 线片或 CT 或 MRI 并不能决定是否一定要手术治疗。如无症状，虽然照片上看“骨刺”似乎很严重，也不一定手术，要永远记住“是给病人做手术不是给片子做手术”。

79. 颈椎病的手术治疗方法有哪些?

经过临床症状分析，各种辅助检查（X 线片、MRI、CT 等）明确颈椎病的类型以后，结合病人的具体情况，便可以考虑手术治疗方案。

颈椎病的手术总体上可以分为前方入路和后方入路两类。

前方入路主要解决由颈椎间盘突出或脱出引起的脊髓型颈椎病。手术方法是将椎间盘由前方摘（刮）除，同时在这个间隙进行植骨融合，以保持颈椎的稳定性（图 56）。前路手术的范围可以由摘除一个间盘到摘除两个或三个椎间盘。节段较多的植骨融合以后如不十分稳定，可以再用钢板固定，便可能早期活动。前路手术的适应证主要为脊髓型颈椎病病人。造成颈椎管狭窄的原因是由前方单一或2～3个间盘突出引起的，后方黄韧带和骨性压迫并不是主要病因。

颈椎病手术后方入路的操作方法有几种：广泛颈椎板切除减压已

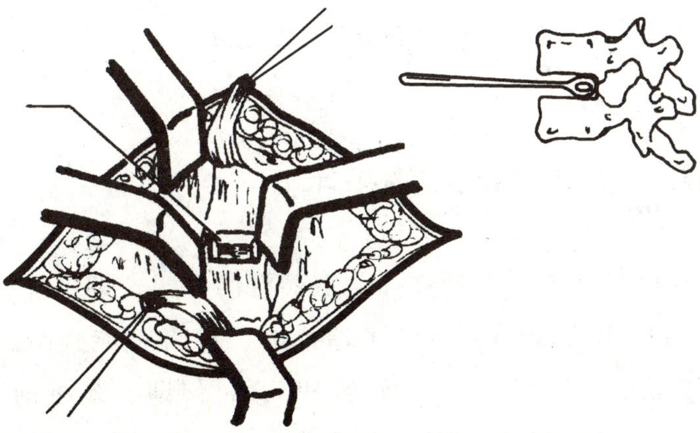

图 56　颈椎前路手术示意图

不被使用，因为会过多地破坏颈椎的稳定性，造成鹅颈畸形，或术后形成的瘢痕会造成新的压迫。目前常用的是椎板的“单开门”或“双开门”颈椎管扩大成形术。“单开门”手术是指在椎板的一端切断，另一端只切断椎板的外层骨板，以未被切断端为轴，将椎板向后掀起，在切开端骨端分离1.0~1.5厘米，使椎管扩大（图57）。“双开门”是以两侧椎板根部基底为轴，正中将棘突分离，向两侧掀起，在棘突间植骨固定来扩大椎管。后路手术的适应证主要是脊髓型，颈椎管狭窄主要由后方黄韧带或骨性压迫引起，或是三个节段以上多节段前方压迫。另外后路手术也可以解决部分周围性颈椎病病人的症状。

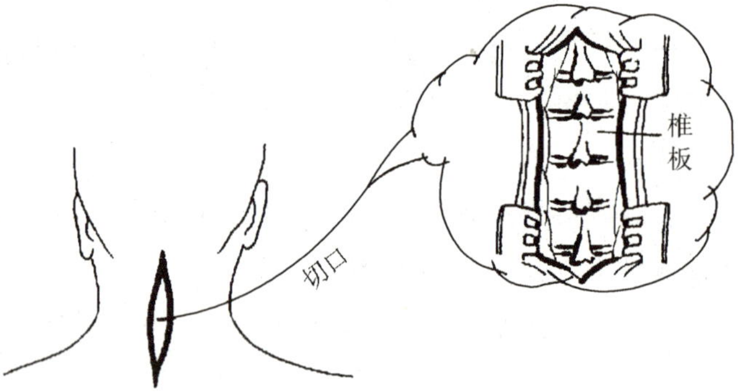

图57　颈椎后部手术示意图

80. 何谓颈椎前路手术？

颈椎病的治疗方法多种多样，主要有两大类，即保守治疗与手术治疗。当病情发展到需要手术治疗时，患者可能会听到医生说“您需要接受前路手术……”等等。那么，何谓“颈椎前路手术”呢？这是指手术时患者仰卧于手术台上，术者从颈前部“开刀”，分离、牵开椎体前方的各种组织结构，如：颈前肌肉、颈动静脉、甲状腺、气管、食管等，暴露出颈椎椎体（图 58）从而进行各种操作。常见的手术有椎间盘切除、椎体部分切除、椎间植骨融合等（图 59）。

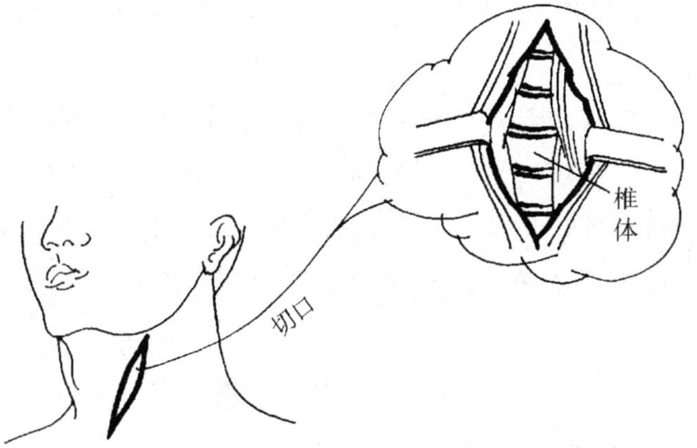

图 58　从颈前部手术、暴露颈椎椎体

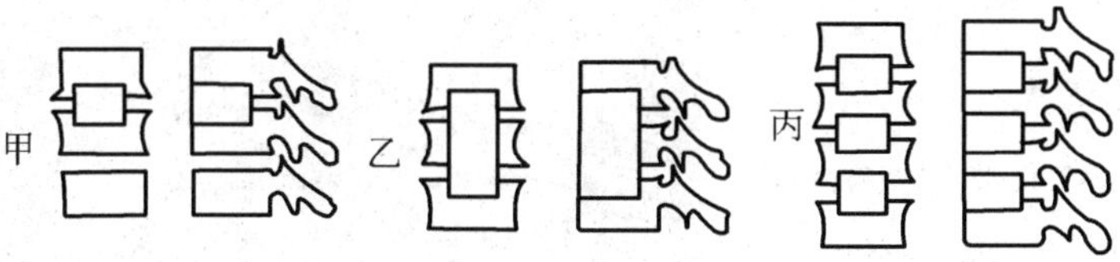

图 59　椎间盘病变切除植骨融合方式

甲、单一椎间盘病变；乙、两个椎间盘病变；丙、多个椎间盘病变。

81. 哪些颈椎疾患需要行前路手术治疗？

颈椎前路手术主要用于以颈椎间盘髓核突出或脱出为主，以及椎体后缘骨赘形成造成的颈椎病，包括脊神经受压的根型和脊髓受压的脊髓型颈椎病。

颈椎前路手术可以去除脊神经或脊髓的压迫因素，椎体前后缘骨赘减少复发，残留的原有骨刺可以退化，而椎间嵌入植骨块可以撑开椎间隙，隆凸入椎管内或椎间孔内的黄韧带可以复位，进一步解除脊神经和脊髓的压迫。

82. 颈椎前路手术为什么要加 Cage?

颈椎前路椎间植骨术后植骨块缺乏有效的固定，容易脱出，压迫气管、食管、脊髓等，造成相关的并发症。负重后植骨块随着颈椎过度活动，容易出现不愈合，甚至假关节形成。植骨块愈合后可能会发生部分骨质吸收，从而前方椎间隙变窄，再次出现骨性关节炎或骨质增生等。

Cage 是由高强度钛合金制成的中空、螺纹状、周壁有多排大圆孔的圆柱状椎间植入物，具有坚韧性和稳固性以及良好的生物兼容性。

对于进行植骨的颈椎前路手术可以选择使用 Cage，其优点是具备良好的撑开效应，维持椎间隙正常高度，减除神经根压迫，保持正常生理弯曲，提供即刻稳定作用，同时植骨块通过侧孔沿椎体间承重轴形成良好的骨性融合（图 60）。

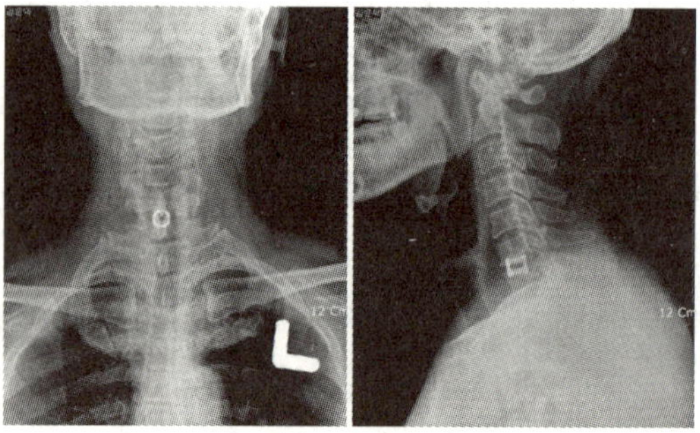

图 60　Cage 术后

83. 哪些病人的颈椎病需做椎体次全切除?

颈前路减压植骨融合术是治疗脊髓型颈椎病的有效方法。但对两个节段以上同时受累者，在椎体开槽扩大减压及植骨融合术后，部分病例远期随访效果不太理想。分析其原因，主要存在的问题是：椎间高度的再丢失及颈椎生理曲度难以维持。多节段脊髓型颈椎病由于椎间盘退变，椎体后缘骨赘增生大多存在椎间隙狭窄，椎间高度降低，颈椎生理曲度消失甚至反曲等病理改变。手术减压后，尽管植骨块的直径或长度均超出减压区域1～2mm，但对椎间高度的恢复都是有限的。而且单纯植骨后由于植骨界面的部分骨吸收，椎间高度有限的恢复也会丧失，同时颈椎的生理曲度也难以维持。采用颈前路椎体次全切除减压植骨加钢板内固定治疗脊髓型颈椎病，可达到术中减压较彻底，术后颈椎即刻稳定，防止植骨块移位，术后无需石膏固定，可显著提高颈椎植骨愈合率。

84. 何谓颈椎病前路减压及钢板内固定术?

早在20世纪50年代，对于颈椎病的治疗，采用颈前路减压，植骨融合术。前路减压是指从颈前部做手术切口，通过颈前路途径去除颈脊髓前方致压物，解除脊髓压迫，改善脊髓功能，并通过植骨达到稳定颈椎的目的。虽然颈前路减压，植骨术对治疗颈椎病有良好效果，但是这种方法也存在缺陷，如：术后颈椎不稳，植骨块移位，植骨不融合，进行性颈椎后凸，需长时间颈部固定等，特别是对于病变累及两个节段以上，由于植骨块的前移或后移，造成食管、气管受压，吞咽困难或压迫脊髓，损伤神经，影响手术效果。为避免这种情况的发生，在20世纪80年代出现了在传统的颈前路减压、植骨融合的基础上，应用钢板将植骨块固定并且稳定颈椎（图61）。这样在很大程度上减少了传统手术术后并发

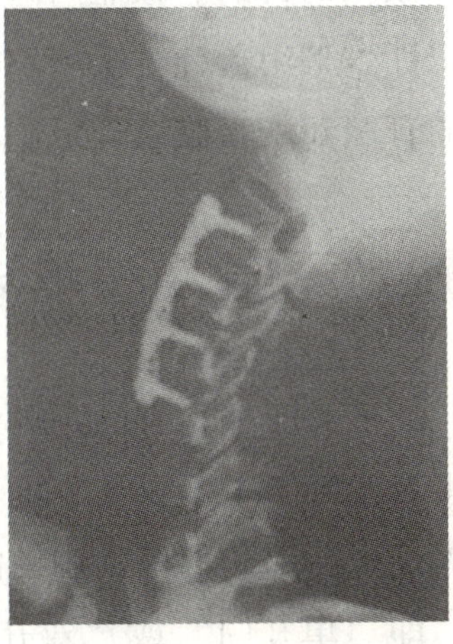

图61　多个椎间盘病变切除，颈椎前路钢板固定

症的发生，提高了植骨融合率，增加了颈椎稳定性，并且使病人术后可以早期进行颈部活动，无需长时间固定颈部。

颈椎前路钢板分为限制性和半限制性两种。限制性钢板为钢板螺钉角度固定，相对固定更坚强，适用于椎体、半椎体切除的肿瘤、创伤等；半限制性钢板为螺钉角度，位置可调节，又可以根据螺钉运动方式分为旋转和平移两类，适用于单节段或多节段单纯间盘切除的病例。

85. 何为颈椎病的漂浮手术法？

漂浮法是颈椎病的一种减压方法，对脊髓型颈椎病合并后纵韧带骨化的病例可应用。即先切除减压范围内的椎间盘，再用咬骨钳将椎体部分咬除，并用微型钻头磨削切除椎体后缘骨质，使黄白色的后纵韧带骨化块逐渐显露在手术野，如粘连牢固，可不剥离可将骨化块四周完全游离，呈浮动状态，在硬脊膜下脑脊液的搏动膨胀和硬脊膜本身张力作用下，骨化块可以逐渐向前移动，从而达到对脊髓和硬脊膜压迫减压的目的。减压后减压区域需植骨，同时内固定，重建颈椎的稳定性。采用这种方法可以避免强行剥离骨化块和硬脊膜的粘连而引起的脊髓和硬脊膜破裂致脑脊液漏。

86. 何谓颈椎后路手术？

如上文所述，有的颈椎病患者可能需要接受后路手术。该手术是指患者俯卧于手术台上，术者从颈后部“开刀”，分离、牵开软组织，显露颈椎后部，再根据病情需要进行不同的手术，如颈椎管扩大成形术，即“单开门”或“双开门”手术等（图62～65）。

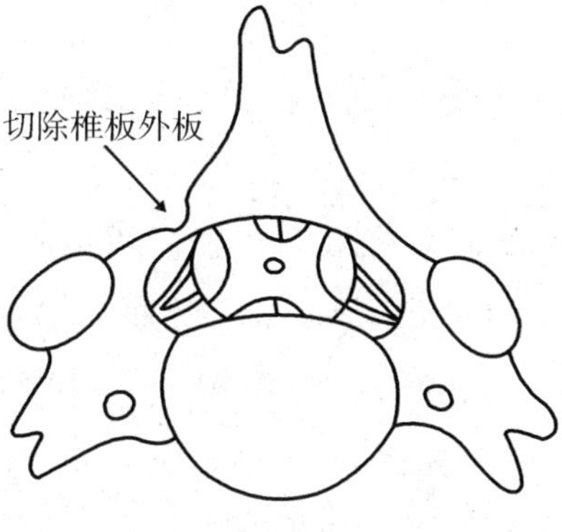

图 62　先将一侧椎板之外板切除

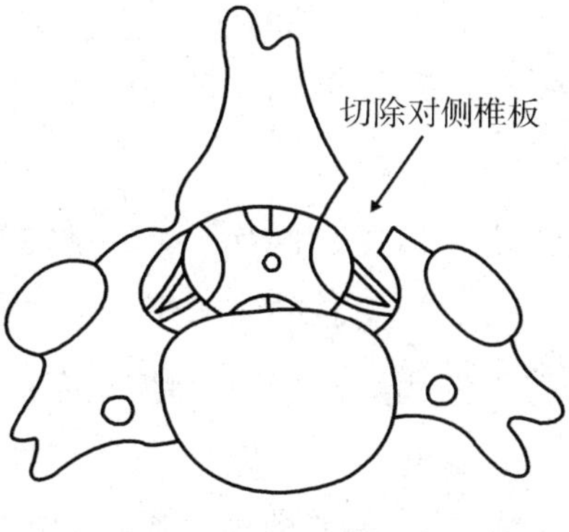

图 63　再切开对侧椎板

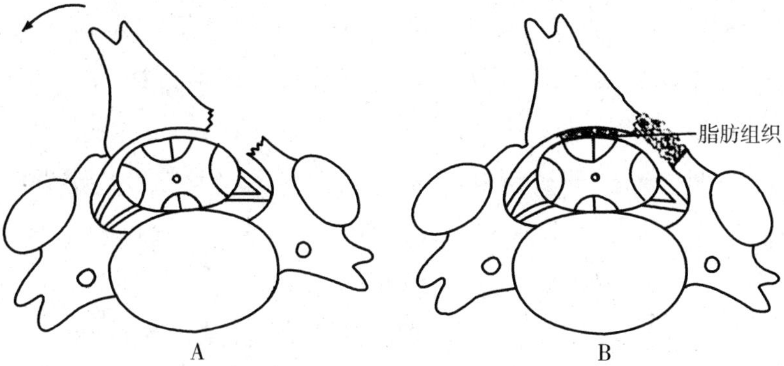

图 64　将椎板连同棘突一起翻向一侧以扩大椎管

矢状径（A）；于硬膜囊后方与椎管壁之间留置游离脂肪（B）

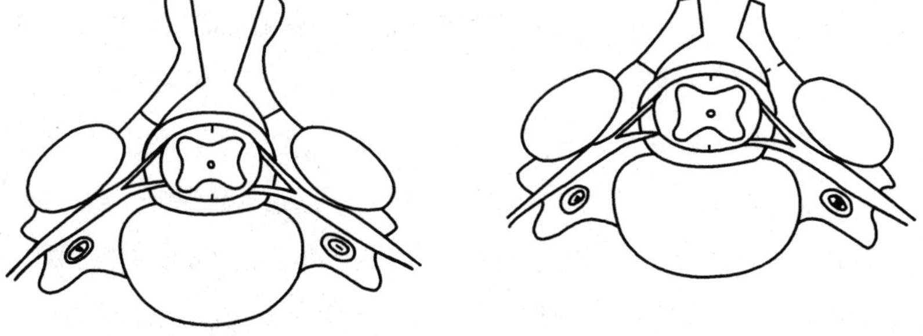

图 65　颈椎后开门

A. 保留棘突；B. 棘突部分切除

87. 前路手术好还是后路手术好，怎样选择？

准备接受颈椎病手术的患者常常会问医生前路手术好，还是后路手术好？其实，任何手术都有其适应证，不能笼统地评价哪种手术好。只有根据病情诊断正确地选择手术类型，才能称之为“好”。就颈椎病而言，除选择“前路”或“后路”外，还有是否需分两期先后做上述两种手术以及哪种手术先做的问题。一般来讲，颈椎前路手术主要适于颈椎间盘突出或退行性病变，有椎体后缘骨赘形成，导致神经根或脊髓受压症状的三个节段以下，保守治疗无效，反复发作的颈椎病；颈椎后路手术主要适于较广泛的颈椎管发育性或退行性狭窄，三个间隙以上的病变，黄韧带增生肥厚，以及前路手术后，症状改善不明显的病例。此外，对于颈段脊髓前方受压非常严重者，为了减少前路手术的风险，有时先做后路手术，使椎管扩大，再二期做前路手术。

88. 什么是经皮穿刺颈椎间盘切除术？

经皮穿刺颈椎间盘切除术（PCD）是近年来随着 CT、MRI 影像学诊断技术的发展而兴起的一种治疗颈椎间盘突出症的新方法。它不同于传统的损伤相对较大的经颈前路椎间盘切除植骨融合术。具有操作方法及所需手术器械简单、安全、微创、有效、不损坏椎体的整体结构，不影响脊椎的稳定性，手术时间短，费用少，病人恢复快等特点。

（1）手术适应证　①有明确的颈椎间盘突出症的临床症状体征，经保守治疗至少两个月以上无效者（急性颈椎间盘突出症不受时间限制）；②椎间孔挤压试验和臂丛牵拉试验均为阳性或出现病理反射；③CT 扫描或 MRI 检查证实并与临床症状体征基本相符者。

（2）手术禁忌证　①CT 扫描显示突出的椎间盘钙化或骨化；②APLL（前纵韧带钙化）及颈椎管狭窄症；③有椎间孔、椎间关节、钩椎关节骨质增生等颈椎病表现者；④椎间隙退变狭窄，穿刺器械不能插入者；⑤患甲状腺功能亢进或弥漫性结节性甲状腺肿者不宜行 PCD。

手术器械及安全穿刺间隙见图 66、67。

（3）穿刺方法　仰卧位。颈肩部垫软枕。高度适当，使头稍向后伸。常规皮肤消毒铺无菌巾。在 X 线荧光屏监控下确定穿刺椎间隙。穿刺部位在颈正中线旁开 2～3 厘米（即甲状腺外缘与颈动脉之间）。健侧进针（以左侧为例）：先以左拇指桡侧紧贴椎体前缘将颈动脉推向外侧。用 2% 利多卡因 1 毫升局麻。在 X 线引导下，将细导针从颈动脉内侧斜向中线刺入预定椎间隙。在导针入皮处做一约 0.2 厘米横切口，再将套管针套入导针，压紧皮肤，顺导针方向，将套管针旋入椎间隙。嘱病人右侧卧位，透视下证实穿刺针在椎间隙后（图 68、69）取出导针，送入尾部接负压吸引器胶管的刨削器或环锯，在套管针的保护下往复旋转运动切除髓核至手术完毕。拔针后伤口稍加压迫外敷“创可贴”即可。病人术后可步行或由其家人搀扶回病房（术前不能行走者除外）。手术时间一般为10～20分钟，颈围保护 3～5 天。术前术后常规预防性地使用抗生素。

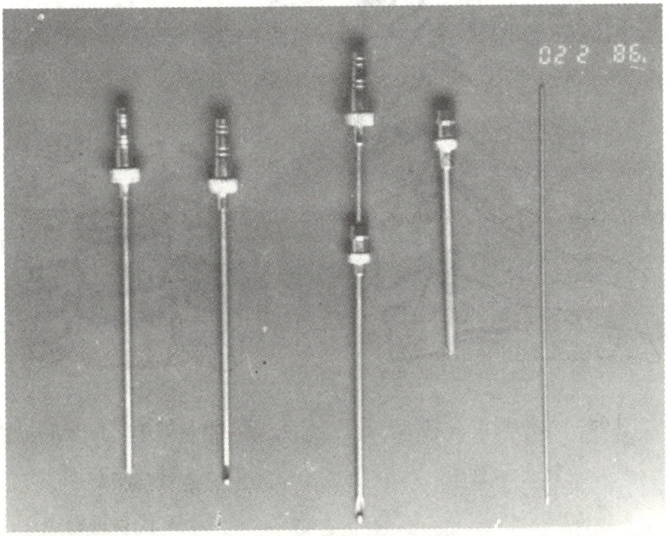

图 66　经皮穿刺用穿刺套针

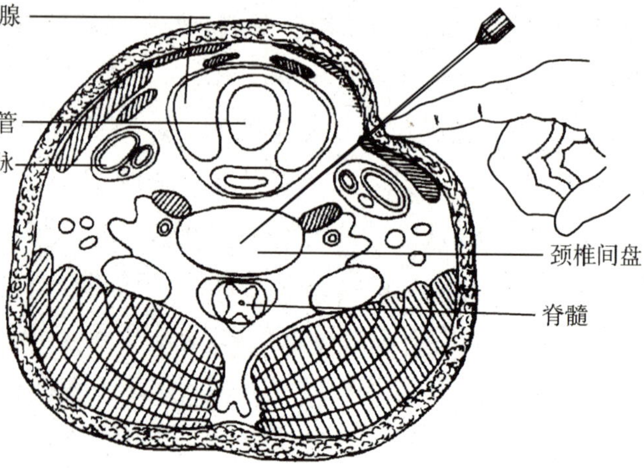

图 67　颈椎间盘穿刺示意图

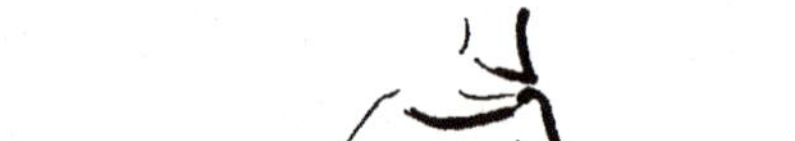

图 68　颈椎侧位穿刺进针点示意图

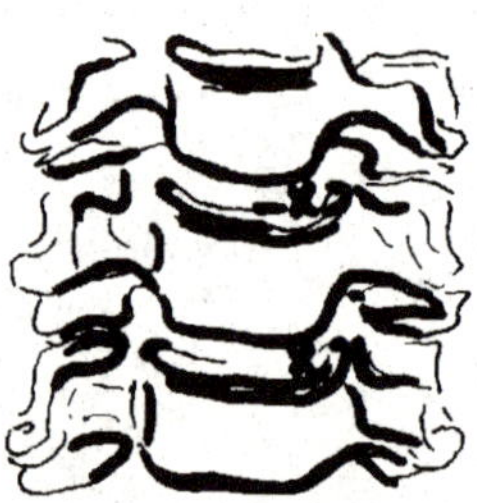

图 69　颈椎正位穿刺进针点示意图
X 代表进针点

(4) 手术并发症及防治　PCD虽具有较好的临床疗效，但仍有可能发生以下几种并发症：

1) 穿刺术中出血：极少见，是一种严重并发症。严重时可造成气管受压而窒息。其原因可能是：①手术适应证可能选择不当，如甲状腺功能亢进，弥漫性结节性甲状腺肿等；②损伤甲状腺血管；③损伤颈浅静脉。因此，术前应选择好手术指征，术中应尽量避开颈浅血管。若损伤甲状腺血管，应即拔针，用手指紧压伤口于椎体前缘。术前常规准备气管切开包，以防不测。

2) 术后椎间隙感染：随着PCD技术的普及，这种并发症可能会像经皮穿刺腰椎间盘切除术（PLD）一样常见。笔者主张，对术后病人一旦发现有椎间隙感染的症状，应尽早尽快地再次行PCD以彻底清洗清除炎性病灶，将所取出组织进行病理及细菌学检查，术后予以颈围固定及有效抗生素治疗。

3) 残余椎间盘突出复发：其原因可能是手术指征掌握不当，如：髓核脱出较大或纤维环破裂等。若PCD后效果不好，应仔细查明原因，如为上述原因，可改经颈前路椎间盘切除植骨融合术。

89. 经皮低温等离子射频消融髓核成形术治疗颈椎间盘突出症有何利弊？

颈椎间盘突出症是临床上引起颈肩及上肢疼痛最常见的原因，也是诱发骨质增生、黄韧带肥厚和韧带钙化的主要原因。因为颈椎间盘内压增高的同时纤维环在椎体边缘的牵张力也增加，这样牵张力引起椎体边缘骨质增生；而颈椎间盘突出后由于疼痛产生颈部保护性的不协调姿势则可引发后纵韧带和黄韧带肥厚、钙化。所以早期治疗颈椎间盘突出症在治疗原发病同时对其引发的相关疾病的预防有重要的意义。在生理状态下椎间盘存在一定的内压，处于预负荷状态。椎间盘突出患者该阶段早期髓核腔内压力明显增高，对纤维环造成两方面的影响：一是由于机械压力造成对纤维环的牵张力增加；二是内压增加到一定程度可影响纤维环的营养，使纤维环发生变性，张力减退甚至破裂，导致髓核后突压迫脊髓及神经根产生症状。因此减压在治疗颈椎间盘突出症中有重要作用，非手术治疗并不能从根本上起到治疗作用。自21世纪初期低温等离子射频消融髓核成形术从美国引进国内后，为应用介入微创技术治疗脊柱疾病提供了广阔的前景。

（1）低温等离子射频消融髓核成形术的治疗原理　通过双极射频汽化棒将射频能量通过等离子刀头发送形成射频电场，在电极前产生等离子体薄层，使离子获得足够动能，打断髓核的有机分子键从而汽化部分髓核组织。此过程又称冷融切技术，工作温度在40℃。因此在移除病变组织的同时不引起周围正常组织的不可逆损伤。然后利用精确加温技术加温到70℃，既确保髓核内的胶原蛋白分子收缩，又能保持髓核细胞的活力，使髓核体积缩小，椎间盘内压降低，减轻对周围神经根、脊髓及血管等组织的压迫，达到治疗的目的。

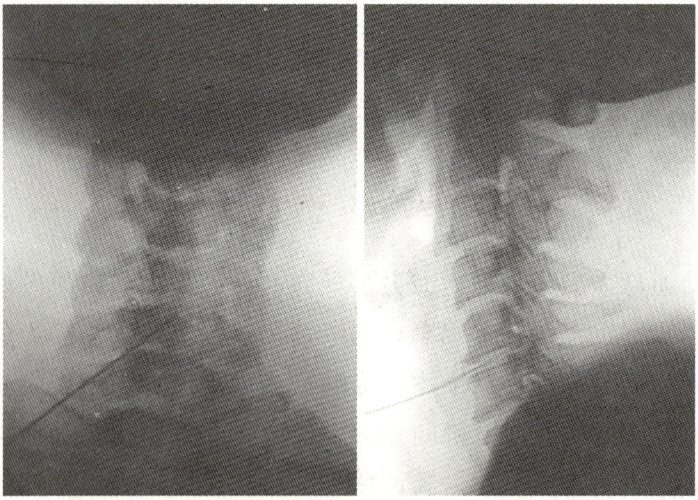

图70　正侧位X线$C_{5\sim6}$穿刺针位置

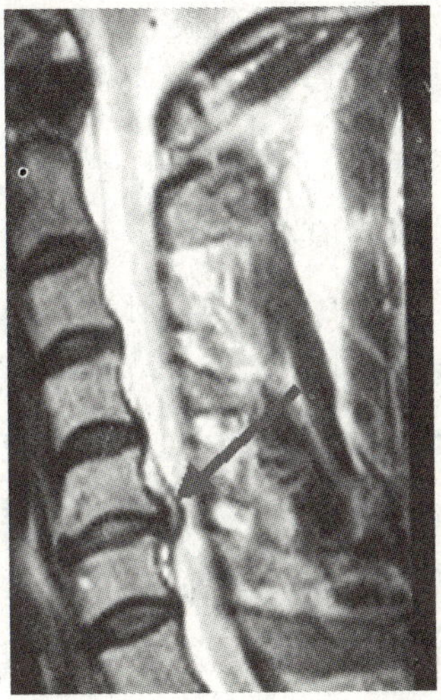
图71　MRI术前 $C_{5\sim6}$ 间盘突出

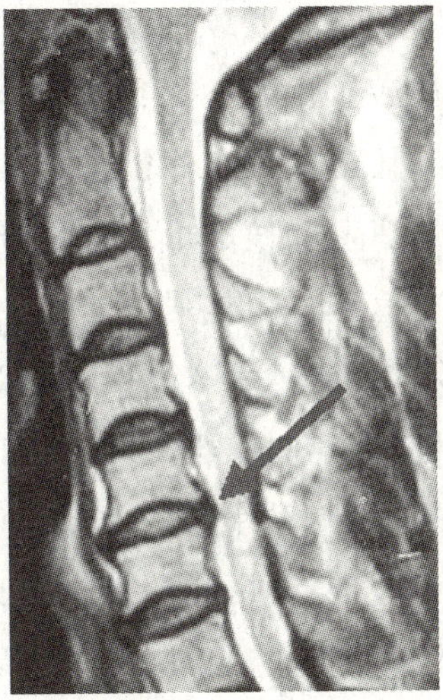
图72　MRI术后 $C_{5\sim6}$ 间盘突出有一定程度回纳

（2）手术指征的选择　经MRI证实相应间隙椎间盘突出同时伴有肩颈部疼痛，沉重伴明显上肢根性酸胀、灼痛、麻木等症状或伴有持续头痛、头晕、耳鸣、眩晕并已排除内科相关疾病者可施以该手术。该手术仅适用于单纯的颈椎间盘突出症患者，尤以轻度突出患者效果较好。

（3）手术禁忌证　X线片显示椎间隙狭窄明显，椎间盘高度低于正常50%者；CT或MRI显示有骨性椎管狭窄，骨赘或后纵韧带为主要致压因素；巨大椎间盘突出或脱出；脊髓型颈椎病。

（4）低温等离子射频消融髓核成形术与其他微创手术相比有明确的优越性　该手术穿刺针直径仅为1mm，损伤轻，手术后无疼痛，而经皮切吸术通道为3mm，损伤大，术后需要卧床一周；该手术局部工作温度低（40～70℃），热损伤少，术后不需要卧床，而激光局部温度高（300～600℃），热损伤很大，术后不能早期活动，而且价格昂贵；该手术无明显副作用，无过敏反应，无作用产物存留，椎间隙感染机会较小，而胶原酶治疗术后疼痛反应剧烈，易损伤神经根及硬脊膜，有过敏反应发生，有作用产物存留，椎间隙感染机会较大。因此对于临床非脊髓型颈椎病，经局部制动、物理治疗、消炎止痛、针刺牵引以及活血化淤类药物等综合保守治疗效果不尽如人意，严重影响日常生活甚至丧失工作能力，但是临床手术指征有不明显的患者，等离子射频消融髓核成形术这一新的微创技术成为有效的治疗手段。

（5）手术注意事项　穿刺前一定要推开气管食管和颈动脉鞘；保证正确的穿刺位置；手术过程一定要在透视动态监护下进行；在开展手术早期经验不够丰富时应避免刀头过于靠后以免损伤脊髓及神经根；术中嘱患者尽量避免吞咽动作；在变换穿刺针方向时等离子刀头一定要退出到穿刺针内以免损坏甚至折断刀头；一般情况下每次手术只做一个间隙，但是由于该手术创伤很小，不影响颈椎的稳定性，对于MRI显示多节段颈椎间盘突出者应仔细阅读每个间隙在矢状面和横断面的突出部位、方向、压迫程度，选择与症状和客观体征相一致的两个甚至三个病变间隙进行消融手术。但还应看到颈椎射频消融髓核成形术和其他新技术一样，在应用初期疗效比较肯定的适应证范围尚难完全界定。

90. 颈椎病经皮穿刺手术后不固定是否会失稳？

关于颈椎失稳的问题：引起颈椎节段性失稳的原因很多，诸如：先天性缺陷，外伤性、病理性、医源性损伤及椎间盘退变等。此外，我们认为颈椎间盘突出症也是促发颈椎退行性改变，节段性失稳的原因之一。在颈椎间盘突出症时，由于突出的髓核对脊髓和神经根造成机械性压迫刺激，导致颈部长期处于一种强直性代偿姿势，久而久之这种姿势极易造成椎间盘的磨损退变致失稳。压迫解除后，患者临床症状体征也会随之消失。但在出院后的随访中这种节段性失稳仍然存在。因此，我们发现：突出的髓核对脊髓和神经根所造成的机械性压迫，才是产生临床症状体征的主要原因。而单纯性节段性失稳并不一定都会引起临床症状体征。这种现象尚有待于在今后的工作中进一步检验。

91. 颈椎间盘突出能做化学溶解手术吗?

人们对颈椎间盘突出并不陌生，每当出现头晕，四肢麻木或颈肩膀部不适，都不禁去问医生：“我是不是得了颈椎病啊?”而当医生对病人进行了一系列详细检查并得出结论：患了颈椎间盘突出症，需要手术治疗时，患者往往又表现出对手术的极大恐惧。宁愿选择服药、按摩、牵引等非手术治疗方法，即使以上方法治疗效果不佳，也不愿手术治疗。那么在手术治疗和保守治疗以外还有没有其他的治疗方法呢？目前在国外开展了一种新的方法，就是以下要介绍的颈椎间盘化学溶解术，此方法也是一种手术，只是它与既往的手术方法有较大不同，它不是直接切除颈椎间盘，而是在 X 线机的监视下，将一枚穿刺针经皮肤及其他软组织穿刺至病变的椎间盘中，通过穿刺针注射一种叫做木瓜凝乳蛋白酶的水解酶，此酶能降解椎间盘髓核中的糖蛋白链，使椎间盘内水分减少从而减低椎间盘内压力，使椎间盘回缩，不再压迫神经，达到治疗的目的。适用于这种手术疗法的应该是颈椎间盘突出，经非手术治疗无效的患者。本手术的优点为：优良率在90%左右；手术操作简单，手术时间短；使用局麻；术后恢复快，2～3天即可出院。不良反应有：极少数病人对此酶过敏，严重者可发生休克。所以做此手术前必须做皮肤过敏度试验，只有皮试阴性者方可使用。此外，如手术操作失误，将木瓜凝乳蛋白酶注射至蛛网膜腔内，可引发神经系统并发症，严重者可至瘫痪。总之，这是一种新的有效方法，有条件的国内医院将可选择开展此手术。

92. 颈椎病与腰椎管狭窄症都需要手术，应先做哪个?

脊柱退行性变常常不只局限在颈椎，许多病人常常合并颈、胸

（或腰）椎退行性病变。病人甚至一些医生搞不清楚，究竟先做颈椎手术还是先做腰椎手术。其实这并不难，仔细询问病史和检查病人，结合X线片或CT、MRI片即可作出正确选择。如病人主诉下肢发紧，影响行走，或是踩棉花一样，病人一下地活动即出现上述症状，说明颈髓受累为主。检查如有病理反射，照片检查也提示颈髓压迫重，则应先做颈部手术。如病人主诉走一段路后下肢无力、麻木症状才出现，休息后能迅速好转，说明腰部病变为主，结合照片检查可证实判断，应先做腰部手术。

93. 何谓颈椎人工椎间盘手术？

腰椎间盘置换术已有多年的历史了，近年又开始在颈椎进行人工椎间盘手术。在颈椎盘突出部位手术以后，放置人工椎间盘取代过去植骨融合，可保留该阶段颈椎的活动度（图73）。

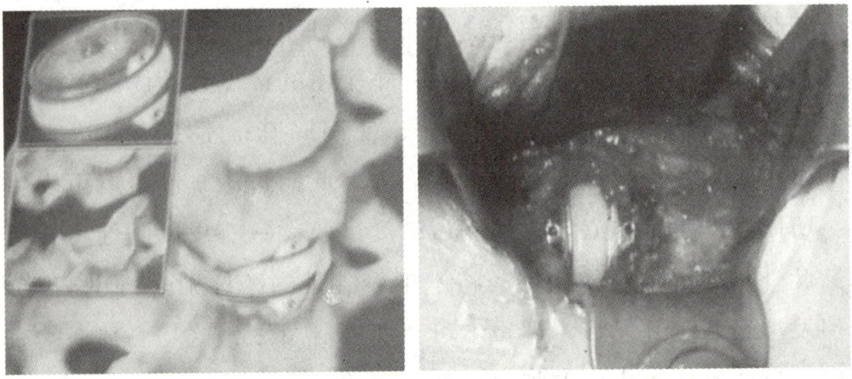

图73　人工椎间盘手术照片

94. 为什么要做颈椎间盘手术？有哪些好处？

到现在为止前路椎间盘切除及椎间植骨融合仍然是治疗脊髓型和神经根型颈椎病的重要的、经典的方法，效果良好。仍然是首选的手术治疗方法。长期随诊发现颈椎前路融合手术后，手术部位上下相邻节段颈椎常较早发生退行性改变（老化）。有人调查每年有 2.9% 的病人发生相邻节段继发性退变，为此试图在颈椎间盘术后置入有活动功能的人工椎间盘，以求既能解决椎间盘突出所带来的症状，又能保留手术节段的颈椎的活动度和稳定性，以避免发生继发性相邻节段的退变。特别是对于比较年轻的患者，生物力学研究证明人工椎间盘相邻节段的椎间盘或椎体内的压力在进行颈椎压缩前屈后伸及左右侧偏时无明显变化，小于5%，而在椎体融合病人应力增加可达84%。但人工颈椎间盘手术历史较短，Goffin 等于 2002 年才首先采用 Bryan 进行椎间盘突出颈椎病人手术之后的稳定性重建，早期效果还是不错的，满意率达到了 85% ~90%（图 74、75），但人工假体至少需要 5 年以上的随诊，才能肯定它是否能符合颈椎运动的生物力学要求，所以还需要更长时间的随诊研究。

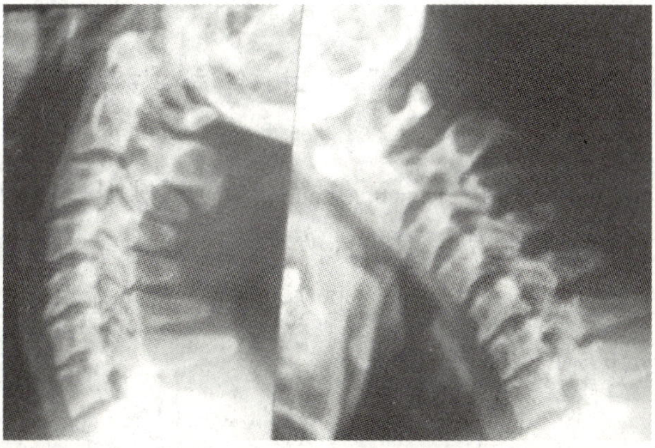

图 74　人工椎间盘术前

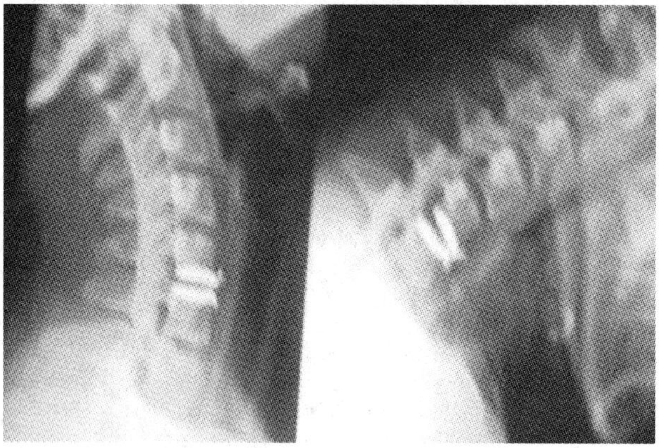

图 75　人工椎间盘术后

95. 哪些人适合做颈椎间盘手术?

脊髓型或者是神经根型的颈椎病患者进行前路椎间盘切除后，如没有严重的椎体后缘骨刺或是后纵韧带骨化，或者较明显的节段不稳，年龄不算太大者，而且没有大手术的禁忌证可以考虑做颈椎间盘手术。

96. 人工颈椎间盘手术有哪些禁忌证?

人工颈椎间盘手术的禁忌证包括：严重颈椎退变以及节段性不稳定，或者有颈椎骨折脱位、退行性改变、感染或脊柱肿瘤等。因为术后容易出现人工椎间盘下沉或者是人工颈椎间盘压入椎体中的危险，严重骨质疏松的病人也不适合。

97. 人工颈椎间盘手术需要什么样的条件才能做？

我们说颈椎人工椎间盘手术，要求较熟练的手术技术，术者一定要有较丰富的专业颈椎手术的经验，连一般颈椎病都不熟悉的医生请不要试图做这种手术。因为颈椎间盘切除或减压仍然是缓解症状的主要步骤，术前要精确地测量计划，选择合适的人工颈椎间盘和准确的安放位置，这些都是取得成功的重要因素。确切地说人工颈椎间盘置换手术对于改善颈椎病的神经症状并无帮助，它只是起到一个稳定作用，但不像过去的钢板那样僵硬，仍有一定的活动度（图 76）。

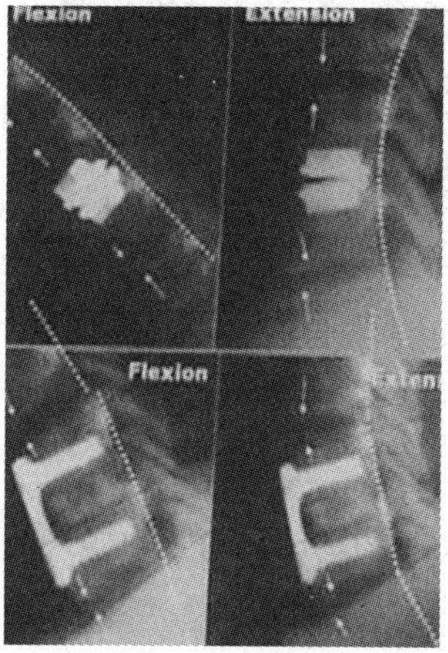

图 76　术后颈椎活动度比较

（上）人工椎间盘手术后；（下）以常规植骨钢板固定术后活动度比较。

98. 人工颈椎间盘手术有哪些危险的并发症？

应该说常规经典的颈椎病手术有的风险它也一样都有。此外人工颈椎间盘手术有人工假体下沉压入椎体的危险，也有人工椎体偏移移位的危险（图 77），也有一些病例术后颈椎生理弧度丢失。我们知道腰椎间盘手术以后，由于腰椎人工假体的老化可出现松动和脱位的现象，我们不敢说在人工颈椎间盘手术后长期随诊的过程中就不会出现。另外，人工颈椎间盘太大，人工假体会使脊髓受压（图 78）。

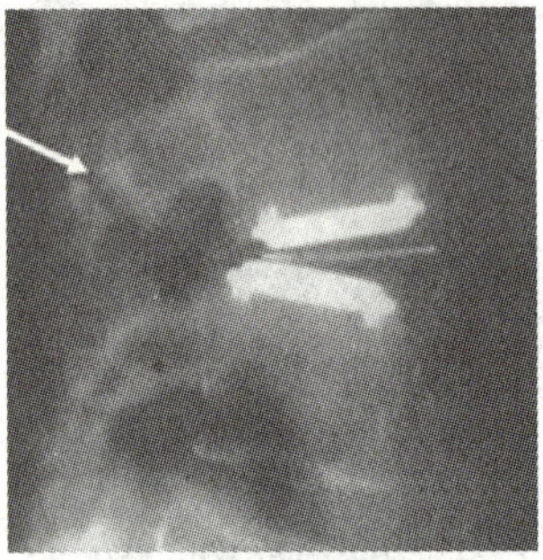

图 77　椎间盘置换术后滑移

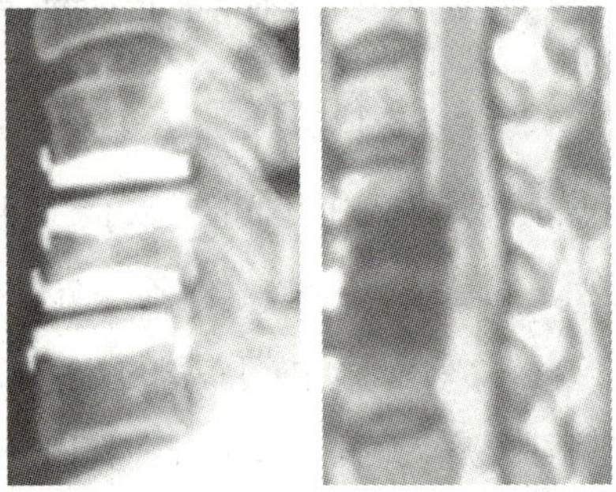

图 78　人工椎间盘尺寸选择不当致脊髓受压

99. 颈椎病手术有年龄限制吗?

病人及其家属常常以年龄大为由拒绝手术治疗，宁愿瘫痪在床（由于脊髓受压造成），或长期坐轮椅，也不做手术。他们总是将手术和死亡联系在一起，甚至说“好死不如赖活着”，这是极端错误的。为什么不把做手术和康复与幸福联系在一起呢？我本人曾治愈过因颈椎病卧床多年的 80 多岁老人，病人术后恢复了家务劳动；也治愈过由于颈椎病坐轮椅 10 多年致膝关节不能伸直的 78 岁的病人，手术后病人截瘫恢复，膝关节经理疗牵引也伸直并恢复下地活动功能，他说“早知如此，我何必受这 10 多年的罪”。

诚然，老年人体质差，合并症、并发症比年轻人多。但术前做好全面仔细检查和充分准备，术前先纠正某些器官功能紊乱，年龄大并不是手术的禁忌证。因为颈椎病手术创伤不大，手术出血极少，不需输血，术后几天即可下地，一周可出院。

100. 颈椎手术前应注意哪些事项?

颈椎病变的部位和范围不同，手术方式也有所区别。手术方式大致可分为两类，一类是由颈椎前方做，简称前路手术，另一类是由颈椎后方做，简称后路手术。颈椎手术术前要做好以下几项准备工作：

（1）病人入院后应做必要的检查　例如，血尿便的检查，心、肝、肺、肾功能的检查，还有骨科及X线、CT等一些特殊的检查。手术究竟采用哪种方式，由医生根据病人的病情决定。

（2）为适应手术时体位的需要，要做好手术体位的练习　颈椎前路手术和颈椎后路手术前的体位练习见101题所述。

（3）为了保证手术后颈部的稳定，术前一般都要给病人做颈托，颈托的材料是聚丙烯，分前后两片，用尼龙搭扣连接。手术后3～5天戴上颈托可下地活动。

（4）术前病人需卧床3～5天，多数病人不习惯在床上大小便，术前要练习在床上使用大小便器，以免术后因不习惯在床上大小便而痛苦。

（5）吸烟的病人术前一定要戒烟，吸烟会刺激气道，使痰量增加，手术后易引起肺部感染等并发症。术前一定要戒烟。

101. 颈椎病手术前应做哪些准备？

颈椎病手术较为复杂，所以术前除了做一般的准备（如检查心、肝、肺、肾功能）以外，还需做一些特殊准备，现分述如下：

（1）颈椎前路手术　前路手术一般需病人取平卧位并将肩部垫高，头转向非手术侧，以利于术中显露病变部位。但由于颈椎病病人特有的病理机制，上述体位可使肥厚的黄韧带及突出的椎间盘加重对脊髓的压迫，使症状加重。所以，颈椎病前路手术需在术前7～10天让病人在护士的指导下练习这种体位，观察病人有无症状加重出现及病人耐受时间，寻求既不加重病情又能满足手术需要的体位。体位练习的方法是仰卧，将枕头放在肩背部，头后仰，颈部呈过伸位。训练由每日2次，每次15分钟，逐渐达到每日2次，每次2小时。训练后无特殊不适。除此之外，还应让病人自行将气管向中线推拉，以便适应术中牵拉气管的刺激，减少术后的反应及并发症。推拉气管的练习是用手并拢四指，将气管向左推或向右推（手术切口在右侧气管向左推，手术切口在左侧将气管向右推），每日1次，每次5～10分钟。

（2）颈椎后路手术　取俯卧位，且手术时间较长（单开门需1.5～2.0小时，双开门需2.5～3.0小时）。这种体位对习惯于平卧或侧卧位的病人来讲非常不舒服，且影响患者的呼吸。更重要的是这种体位使颈椎屈曲，同样使颈椎间盘和黄韧带加重对脊髓的刺激，也可使症状加重。所以为了减轻病人术后并发症，术前应让病人练习这种俯卧位，将枕头垫在前胸、颈屈曲位，做俯卧位及深呼吸的练习，每日2次，每次30～60分钟。并最好能坚持3～4小时，观察病人病情有无加重，寻求合适体位，既能满足手术需要，又不加重病情。

102. 颈椎手术后应注意哪些事项？

（1）术后要保持正确的卧位　病人手术后返病室，要保持脊柱水平位搬动病人，颈部两侧用沙袋固定。前路手术病人可枕薄枕，后路手术病人去枕平卧或枕一薄棉垫，勿压切口。翻身时一定要护士协助，保持头、颈和躯干在同一平面，维持颈部相对稳定。

（2）手术过程中由于对咽喉、气管的牵拉，术后可出现咽部不适，吞咽和呼吸困难。症状轻的病人一般都能自愈，有喉头水肿的病人，可做雾化吸入（氢化可的松100毫克，庆大霉素8万单位，糜蛋白酶1支，加入生理盐水200毫升雾化），1日2次，可以减轻水肿。

（3）后路手术的病人伤口处放一根引流管，手术后回病室固定在床旁，目的是把残留在伤口内的渗血引流出来。要注意保持引流管的通畅，不要打折和受压。一般术后48小时至72小时后，24小时引流少于50毫升即可拔管。

（4）颈椎病术后需卧床3～5天，颈部制动。另外术前有的病人有四肢活动受限等，预防术后并发症的发生尤其显得重要。术后4小时可更换体位，更换体位时由护士协助，一人扶头颈，另一人移动躯干和四肢，两人必须同步进行。翻身时脊柱要保持中立位，勿使身体过屈或过伸。由于麻醉时插管的原因，病人侧卧位时，身体与床呈45度角，并在背部、双下肢分别垫一软枕。

（5）麻醉期间，气管插管进入气管，加上麻醉药物的刺激，术后痰量增加，是引起肺炎的原因之一。及时有效地排痰对疾病的预防十分重要，正确的咳痰方法是：深呼吸后，第一下轻咳，然后用力咳。如痰液黏稠不易咳出时可做雾化吸入。

（6）病人术后在限制颈部活动的同时应尽早进行四肢的功能锻炼。要每日数次进行上肢、下肢和手的小关节活动。保持各关节良好的功能位也是功能训练的重点。在变换体位的同时还要改变肢体的位置以防关节挛缩。病人术后3～5天可下床活动，下床时戴好颈围，先侧身坐起，逐渐将身体移至床边，双足下垂，适应片刻，无头晕眼花感觉时再站立行走，以免因长时间卧床突然站起引起体位性低血压而摔倒。

103. 颈椎病前路术后应怎样保持体位与护理？

（1）术后体位　术后患者仰卧位，戴颈托，双肩下垫海绵软枕。

（2）护理

1）密切观察生命体征变化，尤其是呼吸情况，应保持呼吸道通畅。注意观察患者呼吸频率、节律及面色的变化，有无发绀等。准备好负压吸引器，及时吸出呼吸道分泌物。

2）雾化吸入，一般术后2～4次/日。

3）床旁备气切包。观察患者有无乏力、嗜睡、恶心及睡眠时出现呼吸暂停或低通气现象，如果出现上述征象应该及时报告医生，做相应的处理。

4）颈6、7前路手术偶出现气胸，术后要警惕，注意观察患者有无憋气、胸痛。

5）前路手术可发生喉返神经损伤，术后要观察患者有无声音嘶哑的改变。

6）前路手术结扎甲状腺动脉，患者术后偶有出现甲状腺肿硬，如果发现要及时报告医生。

图79为后路手术的病人，显示术后颈部不受压，即头部垫枕，颈部悬空不受压，此种体位应坚持至少3个月。

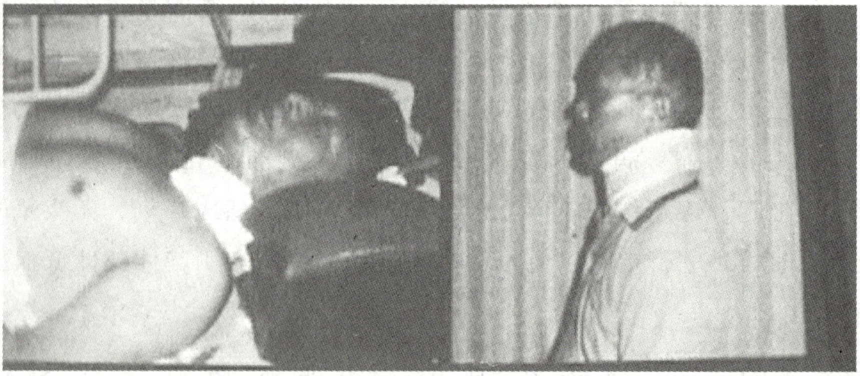

图79　后路手术术后的病人

左图示术后头两天体位，右图示术后围颈保护3个月

104. 颈椎病后路术后应怎样保持体位与护理？

（1）体位　术后仰卧位，戴颈托固定。

（2）护理

1）脊髓及神经根的观察：包括术后观察肢体运动感觉、肌张力及肌力情况。

2）注意观察伤口敷料，引流液的量及颜色变化：术后24小时引流量应少于100ml。如出现引流液及切口敷料渗血多、周围局部隆起、颈部增粗、患者出现呼吸困难，应考虑有活动性出血，要及时报告医生，给予对症处理。

3）术后严格限制颈部活动：头两侧置沙袋、轴性翻身（即头、颈、肩、躯干成一条直线），侧卧时身体与床成45°角，背部、臀部垫软枕保持患者舒适体位。

4）皮肤护理：睡气垫床，皮肤受压部位勤按摩，长时间戴颈托皮肤易出现压红及湿疹，因此颈托内侧垫一次性纸巾，并及时更换。

105. 颈椎病病人出院后应如何自我护理？

对于颈椎病前路手术，术中通常需植骨融合椎间隙，而后路手术常需劈开棘突、掀起椎板。植骨块与上下椎体及掀起之椎板与周围组织达到相对稳定的时间为3周。此时并未达到真正的骨性愈合，即骨块与椎体、或椎板与椎体尚未真正完全融为一体，仅为纤维性愈合，完全骨性融合需3个月左右。所以，术后3周内，应避免颈部过度前屈后伸及左右转头动作，以免植骨块向前脱出压迫喉返神经、气管及食管，或向后脱入椎管压迫脊髓造成截瘫等需急诊手术的严重并发症。因此，术后需遵医嘱，佩戴支具至少6周。在此期间想回头或扭头看，应连同身体一同做轴向运动；仰睡时颈部软枕高低适宜，使颈椎轻度屈曲；侧睡时，枕头高度需使颈部与躯干中线在一条水平线上。6周后可去除支具，但仍应注意避免上述过度屈伸、左右转头及剧烈头部运动等动作。在外出乘车时保护好颈椎，以防刹车时造成颈部剧烈前后运动。恢复颈部正常活动需在术后3个月以后，但仍应避免剧烈活动。

106. 颈椎病病人手术后何时可以上班及日常活动?

颈椎病病人手术后什么时候起床、走路、恢复日常活动合适呢?颈椎前路手术一般包括前路减压和植骨融合术。所以可在术后5~6天,佩戴颈托在床上坐起或下地活动。因骨愈合需3个月左右,所以病人必须佩戴颈托、支具或颈枕石膏围领3个月。拍片证实植骨愈合后,方可去掉支具或围领,并逐渐恢复日常活动和工作。

颈椎后路手术多为颈椎单开门、双开门手术,也包括减压和植骨融合两部分,所以病人5~6天可佩戴颈托下地活动,3个月左右X线片证实植骨愈合后,再逐步恢复日常活动。

颈椎病病人年龄、身体状况、术后恢复情况及不同的手术方法均可能影响病人术后恢复和日常活动的时间,所以应具体问题具体分析,根据医生的建议决定何时上班及日常活动。

107. 颈椎病手术后会复发吗?

颈椎病术后有可能会复发。因为在颈椎病病人中,其椎间盘皆存在不同程度的退行性变化,如已行前路椎间盘摘除术,则该椎间盘上下椎体行植骨融合术,融合术后,上下椎间盘受力负荷将相应增大,如遇有暴力或长期劳损,将会出现新的节段的椎间盘突出,导致颈椎管狭窄,引起颈椎病复发。若已行后路开门手术,前方椎间盘仍有可能突出或脱出,引起颈椎病复发。

108. 如何评价颈椎病手术的效果?

颈椎病手术后的效果如何,是通过患者主诉和症状的改变、阳性体征的消失等情况来判定和评价的。大致可分为如下几种疗效类型：

（1）无反应型　手术后有些症状轻微改善，患者常主诉肢体有松快感，但无感觉和运动方面的改善，多数症状和体征没有变化。术后3～6个月仍无改善迹象，则有可能神经组织已变性，恢复较为困难。

（2）缓慢反应型　术后1周内可有一些症状改善，以后较长一段时间仅稍有进步。患者某些功能有好转，但不明显，超过3～6个月不再有进步。此型预后较差。

（3）一过性反应型　手术后数日症状明显减轻，并有部分功能改善，但1周后突然停止，或已缓解的症状又复原，回到术前状况。这表明减压有效，但由于神经组织已有变性而不能恢复。此型预后也欠佳。

（4）即刻反应型　术后数日，患者即可感到肢体松快，躯体束胸感等症状消失或减轻，关节运动功能明显改善，而且这些现象继续发展。这表明致压因素解除后，脊髓血液供应恢复，脊髓变性不严重且有恢复可能。此型预后良好。

（5）延迟反应型　少数患者术后短期内无明显改善，但在术后1～2个月症状缓慢改善，并持续相当长的一段时间。这一情况多见于病程较长的神经根型或脊髓型颈椎病，可能是减压后局部血运恢复较慢，或是局部骨性融合后致压物逐渐吸收所造成的，即表示神经组织尚未变性，有恢复可能。

对于脊髓型颈椎病手术疗效的评定，还可用“颈椎病脊髓功能状态（40分）法”进行。具体评分如下：①上肢功能（左、右分别评定，每侧8分，共16分）：无使用功能，0分；勉强捏食品进餐，不能系扣、写字，2分；能持勺进餐，勉强系扣，写字扭曲，4分；能持筷子进餐，能系扣，但不灵活，6分；基本正常，8分；②下肢功能（左、右不分，共12分）：不能端坐、站立，0分；能端坐，但不能站立，2分；能站立，但不能行走，4分；拄双拐或由人费力搀扶勉强行走，6分；拄单拐或扶梯上、下楼行走，8分；能独立行走，跛行步态，10分；基本正常，12分；③括约肌功能（共6分）：尿潴留或大、小便失禁，0分；大、小便困难或其他障碍，3分；基本正常，6分；④四肢感觉（上、下肢分别评定，共4分）：有麻、木、痛、紧、沉等异常感觉或痛觉减退，0分；基本正常，2分；⑤束带感觉（指躯干部，共2分）：有紧束感觉，0分；基本正常，2分。一级肢体残疾：完全不能实现日常生活活动，0～10分；二级肢体残疾：基本不能实现日常生活活动，11～20分；三级肢体残疾：能够部分实现日常生活活动，21～30分；四级肢体残疾：基本能实现日常生活活动，30～40分。治疗前、后分别评分，以计算出改善率。改善率=改善分/损失分×100%（改善分=术后分－术前分，损失分=40－术前分）。

但是，手术疗效并不是手术操作单方面因素所决定的，而是与诊断、手术部位的选择、手术的范围、患者年龄、病程长短、病变的范围、是否外伤所致、有否椎管狭窄、骨刺是否吸收等多方面因素有关。一般年龄越大，相对恢复较差；病程较长的恢复欠佳，尤其是脊髓型，病程超过2年则易影响恢复；单个椎间盘病变较两个椎间盘病变易恢复；椎管狭窄大于50%的预后较差。因此，评价颈椎病手术成功与否，要从多方面的因素综合考虑。

109. 颈椎手术后马上做MRI检查是否合适？

颈椎病手术后，有些病人和医生急于了解情况，术后几天就去做MRI检查，结果发现手术部位仍然还存在不同程度“压迫”脊髓征象，于是思想负担很重，以为手术没有切干净。作者会诊过几次这样的片子，其实这是手术局部水肿和组织反应还未消除的结果，过2～3个月再检查，“压迫”症状则消失了。所以不必术后浪费钱去做MRI检查，照X线片即可。后开门者必要时可做CT检查，了解开门程度及作为日后研究比较之用，不必做常规检查。

110. 如何防治颈椎病手术的并发症?

和任何其他手术一样，颈椎病手术亦有一定危险性，但发生率很低。这是因为虽然颈部解剖较为复杂，但了解其解剖结构后，手术技术难度并不高。只要努力掌握了颈部解剖结构，并掌握好手术细节，胆大心细，并发症是可以少发生或不发生的。综合国内外资料，前路手术常见的并发症有如下几种。

(1) 感染　包括颈部手术区和髂骨取骨区感染。多见于术后4~5天出现感染症状，如发热，伤口痛，3天后不见轻，反而加重，伤口肿。注意术前清洁备皮，术前用抗生素，术中注意无菌操作，减少创伤，应可预防。

(2) 喉返神经损伤　在做下颈椎 $C_5 \sim C_7$ 手术时偶可出现，特别是病人肥胖、颈短，显露较困难，需较大力量牵拉时。术后病人出现声音嘶哑，喝水发呛等现象。牵拉伤一般8~14周可逐渐恢复。本人经验是在做下部颈椎手术时，准备好两把直角血管钳，先轻轻游离解剖出甲状腺下动静脉，结扎切断。在这过程中，把持靠甲状腺一侧血管钳。助手应稳稳把持住，勿拉扯。喉返神经常和甲状腺下动脉远端分支交织在一起，切断动脉后，再轻轻向内下牵开，可减少损伤机会。

(3) 血管损伤　大血管损伤少见。解剖显露时，术者左手食指探测向外压住跳动的动脉予以保护，在手指内侧肌间隙解剖，很容易进入。结扎甲状腺上（或下）动脉时，要双重结扎，以防脱落。

(4) 胸膜或乳糜管损伤　可见于左颈部入路者或做 $C_7 \sim T_1$ 手术时。术中可见胸膜顶部在切口下部，注意保护。

(5) Horner 综合征　极少见，为损伤颈交感神经节所致。病人术侧瞳孔缩小，上睑下垂。

(6) 硬脊膜或脊髓损伤　小心操作能使损伤极少出现。在切口时注意轻柔击打骨刀，缓缓下切。上部颈椎（$C_3 \sim C_5$）切骨深度一般不要超过1.5厘米，下部（$C_5 \sim C_7$）勿超过1.8厘米（当然还要根据病人身材大小调整）。用刮匙刮除椎间隙后方的椎间盘组织时要轻柔。刮边缘骨刺时，由伤口底部向椎体前缘方向刮。

（7）植骨块移位　为术后病人颈部活动过多或过度后伸颈部，使骨块被挤出（详见术后护理）。如脱出不超过1/3骨块，病人无食管异物感或刺激气管咳嗽则不需处理，日后会自行吸收。如脱出过多或有症状则需手术，再嵌入植骨。

我们虽然罗列了6~7种并发症，其实这些损伤均极少见。病人常常要问百分率有多少。医生的回答病人常不能理解，也不能解除其顾虑，如截瘫发生率有人报告为6‰左右，但病人想到的是他可能在6‰的6个中，仍然恐惧。我常常给他们打个恰当的比方说“手术危险性有一些，但不大，其危险程度和您过马路的危险性一样。”他们便立即领会，不再疑虑。事实也是这样，协和医院近10年来颈椎病手术基本上未发生过严重并发症。

111. 颈椎前路固定有哪些并发症？如何预防？

颈椎前路固定有3类，Cage系统、钉板系统和界面螺钉系统。每种固定器械都有其适应证，有时两种系统联合应用，主要并发症有：

（1）颈脊髓及脊神经根损伤，椎动脉损伤　正确地置钉和掌握螺钉的长度及角度，能防止神经根及椎动脉损伤。

（2）感染　加强无菌操作，纠正患者糖尿病、营养不良等疾病。

（3）植骨融合失败，假关节形成　在Cage及钉板系统中均可出现，术后早期应严格限制活动，辅助外固定治疗。

（4）内植物失败　即内植物松动、移位，甚至脱出和断裂，导致内固定作用减弱甚至丧失，同时还可能对邻近的血管、神经、气管及食管造成损害。发现后及时取出内植物。选择大小合适的内固定器材，选择颈椎自锁钉板；保证螺钉进入椎体，避免螺钉进入椎间隙；术后早期限制颈部过多活动，从而避免内植物失败。

112. 颈椎前路手术后气管水肿如何防治？

颈椎前路手术的入路是经颈内脏鞘与血管神经鞘间隙而抵达椎体前方，术中需将内脏鞘牵向对侧，才能显露椎体前面。术前将气管等组织持续性向非手术侧推移，这种牵引可引起气管刺激而引起反射性干咳，但可避免术中无法牵开气管而终止手术或损伤气管，或术后喉头痉挛。

（1）术前练习深呼吸及气管推移训练　术前气管推移训练是颈椎前路手术的必要条件，如果气管推移不够，术中强行牵拉易引起术后的反应性水肿与痉挛，术前一定要做好充分的气管推移训练。

（2）术中牵拉气管时要适度，牵拉气管时间不要持续过久，在牵拉气管过程中应 15 分钟放松休息一次，应间歇性牵引，不能持续性牵引。

（3）一般应用局麻 + 高位颈丛麻醉，必要时麻醉插管用纤维支气管镜插管，置软管，减少创伤，减少因气管插管等原因造成的血管神经性水肿。

（4）术后持续吸氧、雾化吸入、清痰、消除咽部肿胀。

（5）术中及术后常规应用激素抗炎水肿。一般术中可用地塞米松 10mg 小壶滴入，回病房后继续用地塞米松 10mg 小壶滴入，每天三次（上午 9∶00，下午 3∶00，晚上 9∶00）连续三天后停药。

113. 颈椎前路手术后气管水肿如何观察？

颈椎前路手术易造成术后水肿，多由于术中牵拉气管、食管，颈部术区血肿压迫气管，咽痛、颈部制动影响呼吸道分泌物排出致呼吸困难，或者是手术刺激脊髓可使脊髓水肿或脊神经根水肿，造成呼吸肌麻痹，引起中枢性呼吸困难。所以术后应密切观察患者呼吸频率、节律及面色的变化，若出现呼吸急促，患者自觉呼吸困难，咳嗽，面色发绀及三凹征或听诊呈吸气相的哮鸣音及时报告医生，做及时的处理。

114. 罕见的颈椎病前路手术并发症——食管瘘如何诊治？

食管在颈椎前路手术显露过程中也易引起误伤。主要是未将食管与气道一并拉开而被错误地切开，还有使用锐性拉钩或自动拉钩时刺伤，以及长时间不间歇的牵拉造成食管壁压迫坏死而破裂。一旦发生食管瘘，应在术中立即缝合，闭合裂口，并加大抗生素的用量及局部引流，必要时请胸外科或五官科医师协助处理；有时术中难以及时发现而于术后才发现食管瘘者，首先应让患者吞服美兰等以确诊，一旦明确应尽快引流伤口，加强换药，应用抗生素，并以鼻饲饮食2～3天。

115. 颈椎病手术发生截瘫的可能性有多少，能否预防？

颈椎手术是否会发生截瘫是医生和病人都极为关注的问题。它常常是病人害怕和拒绝手术的原因。有些病人坐着轮椅不能走路了，还不愿手术。把手术和截瘫联系在一起，是一种错误的观念。事实上脊柱外科脊髓损伤截瘫发生率仅为6‰左右，其危险性并不比横穿马路的危险性大多少。协和医院骨科做了大量脊柱外科手术，近10年就没有发生过截瘫现象。截瘫危险被世人和一些非正规“医生”过度渲染了。

脊髓损伤截瘫不仅非常少见而且可以预防和减少到最小限度。

（1）手术器械伤的预防　用骨刀开骨槽时，要用磨得锋利的骨刀，切骨深度预先计划好并留有余地，如 C_5 以上截骨深度要小于 1.5 厘米，C_5 以下截骨深度要小于 1.8 厘米（当然还要根据 X 线片测量和术中注意调整），遗留椎体后部少量骨质用刮匙由后向前刮除，则较安全。

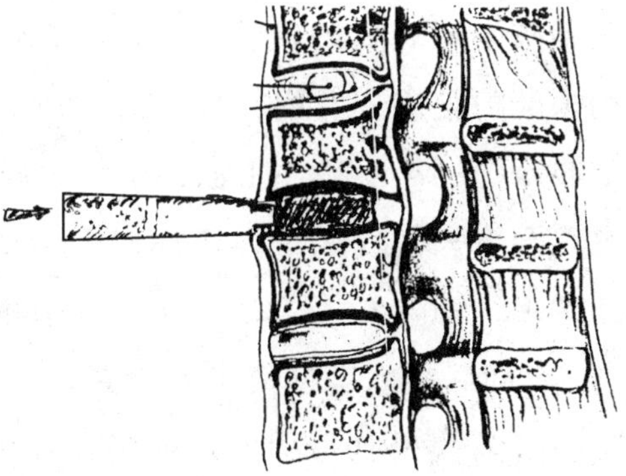

图 80　作者设计的植骨嵌入器

在植入骨块时为防止骨块过度深入冲击脊髓，我们在做植骨块时，一般厚度 1.0 ~1.2 厘米，植骨后，植骨块后缘与脊髓前缘还有 4 ~5 毫米。为防止嵌入骨块时失手嵌得过度深入，作者设计的嵌入器能使骨块嵌入时骨块前缘在椎体皮质下 2 毫米处即停止，可以避免这一危险（图 80）。

（2）血肿压迫的预防　手术操作轻巧，注意止血，骨创面用骨蜡彻底止血，植入骨块前应检查植骨槽内已无渗血。

116. 颈椎病不手术会截瘫吗?

不少患颈椎病的病人以为不手术就不会截瘫，其实不然。颈椎病不手术一样会发生截瘫，而且据作者本人所知，不手术发生截瘫的机会比手术造成的更多见。

（1）颈椎病病变会自然加重　如颈椎退变后不稳，颈椎之间、颈椎小关节之间不正常运动，可致椎体边缘和小关节边缘骨刺逐渐加长变重，关节囊或黄韧带会逐渐增厚，后纵韧带钙化会加重，最终导致脊髓严重受压而出现截瘫，这种速度因人而异。作者本人曾遇到过一个82岁高龄老太太，因颈椎病引起下肢无力，四肢麻木。因家属及病人和医生均对高龄病人手术有顾虑而未手术，但各种药物及针灸按摩均未能阻止病变发展，半年后出现下肢瘫，病人需坐轮椅，一年后右上肢瘫，一年半后左上肢亦瘫，家属要求医生手术，说“手术再危险也不会再失去什么了，请你们大胆做吧！”在全麻下由作者做颈椎前路手术，切除$C_{3\sim4}$、$C_{4\sim5}$、$C_{6\sim7}$三节椎间盘并植骨，手术及术后恢复顺利，8周后病人即恢复了家务劳动。

（2）轻微外伤可引发颈椎病病人截瘫　如病人咳嗽、打喷嚏，提十几斤的重物，汽车急刹车颈部晃动，前额不小心碰到墙上及手法暴力按摩等，都可突然发生高位截瘫，这是由于颈椎已形成的椎体后缘骨质增生和黄韧带肥厚形成颈椎管狭窄，这些是引起脊髓受压损伤的病理基础。当上述原因引起颈部较剧烈运动，特别是过度后伸时，与椎体骨刺相对应的黄韧带皱缩增粗，突入椎管，加重椎管狭窄而压迫脊髓致瘫（图81）。根据作者经验所知，这些非手术截瘫的发生率高于手术发生截瘫几倍甚至十几倍。所以如CT或MRI已显示脊髓已受到较明显压迫，而病症又较重者，建议尽早手术为好，免生意外。

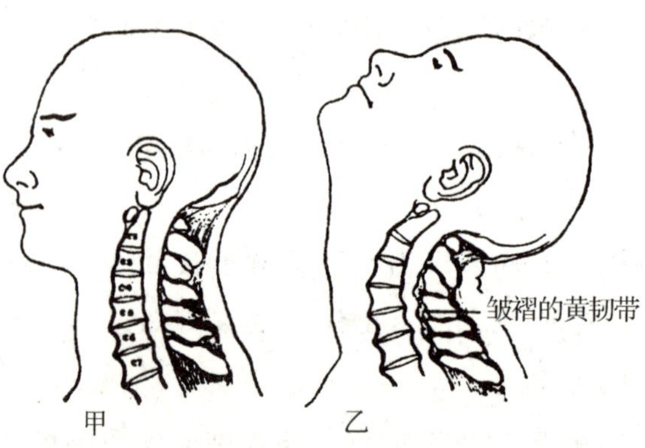

图81　颈部活动时黄韧带的变化

甲、正常体位；乙、颈部过伸时，皱褶的黄韧带突向椎管内。

117. 颈椎病病人突发过度后伸截瘫怎么办？

颈椎病病人，如有肯定原因发生过度伸颈致瘫后，应紧急处理，不要加重脊髓损伤，这种病人严禁无知手法按摩。病人应卧于床上（或担架上），颈部微曲，颈两侧用沙袋固定，勿使颈部过伸和旋转。到医院住院后，应立即静脉输入地塞米松，最好甲泼尼龙（甲基强的松龙），同时进行轻度屈曲位牵引（严禁过伸位牵引）（图 82），以缓解脊髓受到的压迫和减轻脊髓水肿和“自溶”。病情缓解后，应根据 X 线片、CT 及 MRI 所见，进行合理手术治疗。

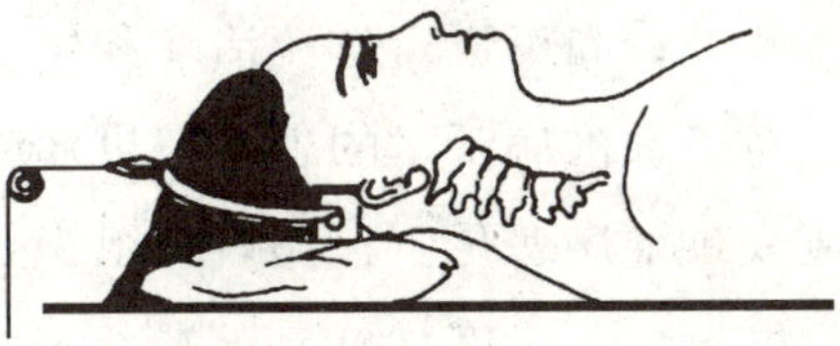

图 82　轻度屈曲位牵引法

118. 颈椎病患者手术后的康复训练如何进行？

颈椎病患者若采用手术，说明其病情已发展到了一定的程度，而且手术本身也是一种创伤性过程，因此，颈椎病患者手术以后的康复训练是十分重要的，它在极大程度上影响着患者今后的工作、学习及日常生活的各个方面。

在手术创伤反应期过后，患者若病情平稳，康复训练即可开始进行。首先，主要是进行一些深呼吸运动，这样可防止肺部的感染。其次，可进行四肢远端一些小范围的关节运动，如握拳、足背屈伸等。有些脊髓型患者术前已有四肢运动功能损害症状，上述动作也可用被动运动的方法完成。这不仅有利于手术创伤的恢复，而且为术后更好地康复打下基础。

在恢复期，四肢运动要从卧位逐渐过渡到半卧位、坐位的锻炼，然后是下床活动。在此过程中要逐渐增加肌力训练量，促进各组肌群恢复相应的肌力。尤其是手部的活动，如对指、分指、抓拿等动作应着重加以训练；下肢训练先通过直腿抬高、下肢负重抬举、伸屈活动以加强肌力和关节活动范围，并逐渐借助于双拐、手杖、下肢功能支架等训练站立、迈步。然后过渡到行走。

此外，尚可进行作业治疗和生活自理训练。

对于颈椎病手术的患者，早期应严格制动，并重点防止术后的外伤造成颈椎病恶化。在切口及组织（特别是骨组织）愈合之前，应避免颈椎过多、过度地活动，减少其负荷，尽可能地保持局部的安静。在恢复期也应循序渐进地进行生理性活动，以便顺利地康复。

最后，对于颈椎病患者尚应进行一些心理性康复疗法，消除悲观和急躁情绪，树立与疾病作斗争的信心。良好的精神状态同样有助于术后更好地康复。

119. 颈椎病的术后康复效果怎样？

颈椎病是常见病，多数是能够治好的。大部分患者可通过保守治疗得到控制。而另一部分患者则需手术治疗，得到不同程度的康复，人们不禁会问，颈椎病术后康复效果怎样？既往以下肢功能来评定不够全面，现在介绍日本整形外科杂志（1956 年）提出的下列疗效评定标准供参考。

Ⅰ 上肢运动功能

不能自己进食	0
不能用筷子但会用勺子进食	1
手不灵活但能用筷子进食	2
用筷子进食及做家务有少许困难	3
无障碍但有病理反射	4

Ⅱ 下肢运动功能

	不能行走（卧床不起）	0
	用拐可在平地行走少许	1
	可上下楼，但要扶扶梯	2
	行走不稳，也不能快走	3
	无障碍但有病理反射	4
Ⅲ	感觉	
	A　上肢：严重障碍	0
	轻度障碍	1
	正常	2
	B　下肢：0～2（同上肢）	
	C　躯干：0～2（同上肢）	
Ⅳ	膀胱功能	
	尿闭	0
	尿潴留，使大劲排尿	1
	排尿异常（尿频，排不尽）	2
	正常	3

正常共有 17 分。

$$术后改进率=\frac{术后总分-术前总分}{17分-术前总分}\times 100\%$$

以上除病理反射一项外，患者几乎可以自测，很方便。颈椎病是可治之症，一般来说，愈早期诊断，早期合理治疗，疗效愈佳。

120. 颈椎病的病程与疗效有什么关系？

颈椎病是一种常见的中老年性疾病。随病人年龄的增大，颈椎间盘会出现退行性改变，髓核脱水，纤维环弹力减弱，导致椎间不稳定，继发黄韧带肥厚，椎体边缘骨赘形成，小关节肥厚退化等。以上结构的变化必然导致颈椎椎管或椎间孔的变形、狭窄，出现颈椎病的临床症状。病人出现症状的早期，如能做到及时诊断，早期治疗，就能减缓病程的发展，获得较满意的疗效。最多见的神经根型颈椎病早期，椎间盘退化使椎间隙和神经根孔狭窄，刺激神经根，引起相应的临床症状。这时如进行一些适当的保守治疗，如牵引，颈托制动等，有可能使间盘退化、椎体骨刺不再发展，从而避免发展致脊髓型颈椎病或神经根型颈椎病，减少手术痛苦。椎动脉型颈椎病早期保守治疗同样有好的疗效。对于脊髓型颈椎病，确诊后力争早期手术。因为神经受压时间过长，会导致神经变性，即使手术使神经受压解除，功能也不能完全恢复。另外，病人颈椎不稳定存在，对颈髓的压迫也会逐渐加重，所以我们主张脊髓型颈椎病早期行椎间盘摘除及椎间植骨术，这样才能取得好的疗效。

121. 颈椎病手术后还残留骨刺能自行吸收吗？

我们都知道颈椎病椎体后缘骨刺多是由于椎间不稳定，椎间盘纤维环牵拉所致。当椎间盘和后缘骨刺对脊髓、神经根压迫严重时，我们多采用颈椎前路椎间盘摘除、椎间植骨融合术治疗。手术中摘除退化的间盘组织及大部分骨刺，直至后纵韧带，使神经受压充分解除。术中想要完全切除椎体后缘骨刺是相当困难的，而且危险性极大，我们认为也没有这个必要。手术做了椎间植骨融合术，使病变的间隙稳定，间盘不再牵拉，过一段时间椎体后缘残留骨刺会自行吸收。这从术后复查的 X 线和 CT 中可以得到证实。

122. 广泛椎板切除减压是否可行？

颈椎正常的解剖结构是有生理性前凸的，这与重心的维持和减缓震荡有关。胚胎发育中已形成了胸后凸，当婴儿抬头后就形成了颈前凸。颈椎前后有许多结构相平衡，以维持其正常位置。

有些骨科医生治疗颈椎管狭窄时，只顾减压的彻底，忽视了稳定性，做了不必要的广泛椎板切除减压术。切除了项韧带、棘间韧带、棘突、椎板、小关节，使后方稳定结构破坏。术后颈椎反张，变为后凸，也就是我们说的鹅颈畸形，从而引发神经症状。另外后方广泛减压后形成的瘢痕也会压迫脊髓，使症状更加严重。所以广泛椎板切除减压不可取。正确的方法应该是哪里受压就在哪里减压，必要时行椎管扩大成形术，以维持后方稳定性。

123. 颈椎病手术后症状缓解不令人满意怎么办？

颈椎病经手术治疗后，大多数病人均可得到满意效果，一般优良率达到90%，但也有10%左右恢复不够满意或不满意。

影响手术效果的原因很多，常见有下述一些：

（1）病变较严重，椎体后缘骨质增生明显，手术不可能完全彻底切除，致残留一部分症状。这种病人由于手术已做植骨融合固定，残留骨刺会逐渐吸收而症状好转，所以只需对症处理，观察几个月。如残留骨刺或后纵韧带钙化仍然有较重压迫，保守治疗无效，建议再做后开门手术，这种手术常常可以得到令人满意的效果。

（2）脊髓变性、病情严重、压迫脊髓时间过长者，虽然完全解除了脊髓压迫，造影显示已无梗阻，但临床症状仍然不能恢复，是由于脊髓长期变性。如果进行活血化淤和神经营养药长时间治疗，或可有部分改善，所以作者认为如颈椎病已有脊髓压迫者应及早治疗。

（3）病人同时存在有前方椎间盘、椎体后部骨刺压迫，又有脊髓后部椎板增生变厚压迫或黄韧带增厚钙化压迫，这些情况则在前路手术后，需再行后路手术（如先行后路手术者需再行前路手术），才能获得彻底减压。

（4）其他系统疾病的影响。有些病人虽然手术做得很好，但术后仍然有头晕、肩背酸痛等，但不一定是有颈椎病残留，如有的病人头晕是由于存在脑动脉硬化供血不足，经活血化瘀治疗后好转，如本书所述很多其他疾病可引起颈椎病一样症状，可是有一些病人常常把术后任何部位不适都扯到手术上，思想负担很重。对此病人应请医生仔细检查，找出原因，逐个解决，消除顾虑。

124. 颈椎轻度增生就做手术可以吗？

有些病人对颈椎病常识了解太少，对“颈椎病”谈虎色变、“害怕瘫了”，见X线片上只有轻度增生（有的医院放射科医生的报告：“颈椎病”，根本不能算“颈椎病”），即要求手术治疗，医生应予解释。也有一些医生出于知识掌握不够或出于“经济”目的盲目积极给不该手术的病人做手术，则应坚决制止。作者曾碰到一位退休医生，看到一中学女生因颈部痛而照的X线片上生理曲度变直，就要给他做手术，后经其家长偷偷带出来会诊后，才幸免于难。

我们应永远记住，“是给病人做手术，不是给X线片做手术”。也就是说，如果仅X线片显示骨质增生“明显”，而病人无症状和体征（或很轻），也不一定要给病人做手术。要结合病人症状体征和影像学所见，严格掌握手术指征。

125. 哪些情况下颈椎病会加重？

正如前面章节所述，任何引起椎管容积绝对或相对减少的情况均可加重颈椎病。在颈椎病病人，所有退行性变化，如椎间盘突出、后纵韧带钙化、椎体后缘骨赘形成等，均可以使脊髓受到前方压迫；而黄韧带肥厚钙化则可以从后方压迫脊髓。我们知道，由于老年人黄韧带无弹性，所以，在颈部过度后伸时，黄韧带形成皱褶，同时脊髓变短，脊髓受压加重，从而加重颈椎病。对于脊髓型颈椎病，牵引治疗，尤其是坐位枕颌带牵引，常使颈椎处于过伸位，有加重颈椎病的危险。另外，不恰当的按摩手法，尤其是剧烈的颈椎扭转手法，常可加重颈椎病。因为椎间盘承受扭力负荷较差，容易引起椎间盘纤维环破裂，可至椎间盘突出或脱出而加重颈椎病，有时会造成截瘫等严重并发症。除以上所述，颈椎病患者由于椎管容积已相对狭窄，脊髓已处于受压状态，任何可造成脊髓损伤的情况，如乘车时急刹车所致甩鞭样损伤等，均可加重颈椎病。

126. 颈椎病能预防吗？

各种类型颈椎病的主要致病原因是颈椎骨质、韧带和椎间盘的退行性改变，也就是说，绝大部分是因年龄增高而产生的变化。

由于年龄增高，颈部椎间盘的弹性会降低，其结构之一的纤维环会脱水、硬变，以至使其下方的松质骨压力升高，并向四周增生，引起所谓的“骨刺”。这些新生骨也会在椎体后方生成，产生对硬膜和脊髓的压迫，形成颈椎病。后方椎板间的黄韧带由于椎间稳定性降低而增厚，向椎管内突出，也形成对硬膜脊髓的压迫。椎间小关节的软骨下骨也会增生，使得关节肥大，使神经根的出口狭窄，引起颈椎病。

所以说颈椎病的预防，是指防止外部的创伤或损害造成以上结构过早地退变和破坏，在较年轻时引发颈椎病。如颈部外伤，不适当的按摩，推拿等，都会不同程度地破坏椎间盘和小关节的结构，产生椎间盘突出或形成骨赘，形成颈椎病。长期一种“强迫”性姿势（因职业需要），睡眠高枕等不良姿势也有一定影响，所以工作中不要一个姿势持续太久，合适的枕头、适当的颈部活动都有预防颈椎病的作用。

127. 颈椎病如何防治？

颈椎就像机器会磨损一样，长期使用会退变，随着年龄的增加发生不同程度的退变是不可避免的。所以许多老年人都会有不同程度的骨质增生，这不足为怪。需提醒大家注意的是，颈椎病发病率有越来越年轻化的现象，这就给我们提出个问题——怎样来预防它？怎样让它的发生延迟一点？这就要求我们对颈椎进行保健，具体措施有以下几点：

（1）防止损伤颈椎的关节软骨和韧带　这有外伤的原因，一些运动、事故和外伤等要尽量避免。此外，不良的姿势也是一种损伤，如由于某种工作的需要长期低头工作，颈椎长期向一侧弯曲过多，就会压迫弯曲侧的软骨。因为软骨的营养是通过关节液循环得到的，低头伏案过多，可引起颈椎前方受压，造成前方软骨提早退变。不良的睡姿，如有人喜欢用高枕，造成颈椎前部的软骨受压，而有的人睡觉不用枕头或低枕也会损伤颈椎后方的关节软骨。这些因素都应该避免的，所以下面我会向大家分别介绍各种防止的方法。从一些杂志、书籍上可看到很多颈部保健操，都可以用，不要一个姿势持续太久，只要保持颈椎不时有适当的运动就可以了。我们更建议适当运动前屈后伸，有颈椎病的病人左右旋转可能造成神经根的刺激与受压，我认为最好少用，特别是现在有一些“按摩”者，不懂原理，乱转脖子，是危险的。

（2）办公室工作者在室内常做颈椎保健操　从事办公室工作的人需要长时间的伏案工作或在电脑前久坐保持一个姿势，这样就会使颈椎长时间处于一个前屈姿势。在颈椎关节的前方的软骨受到过多的压迫就可以造成这部分软骨、椎间盘发生过早的退变。因软骨基本上没有血管供应营养，靠关节腔隙内的关节液的流动供给，在关节运动时关节液里的营养成分例如葡萄糖等渗到关节面里去营养软骨。老一个姿势待着，关节液循环就会受到影响，软骨得不到正常的营养供给造成退变。图 86 所示保健操就是笔者设计的，非常简单，在办公室的椅子上就可以锻炼。伏案工作了 1 小时左右，将手头事情放下，然后找把稳定的椅子（没有滑轮，靠背稳定的），身体尽量靠后边，腰部、臀部紧贴在后边椅背上，然后慢慢地弯腰，再慢慢地向后伸展颈胸、腰椎，两臂做扩胸动作，同时颈椎主动向后伸让颈椎后部肌肉收缩，再慢慢回来（图 83）。这样一个很简单的动作就能达到防止颈椎过早退变，还可以防止肩周炎和腰肌劳损。如每天上、下午，在工作告一段落时，做个 2～3 次，每次 5～10 分钟，对您的颈椎有很大的帮助。

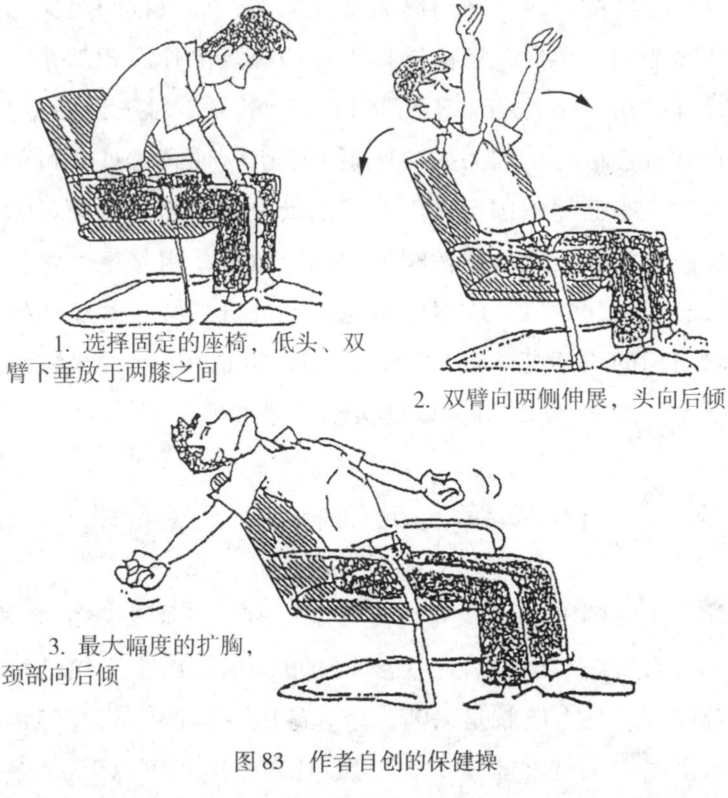

图 83　作者自创的保健操

128. 得了颈椎病应如何防止它的加重？

部分颈椎病，若经过适当的自我护理及治疗，可以阻止或延缓其发展。得了颈椎病，首先要养成良好的睡姿，不要睡过高的枕头。因为枕头过高可使颈部肌肉紧张，经过一夜的睡眠，不但达不到休息的目的，反而会觉得颈部肌肉酸沉不适，另外，高枕可使颈椎过度屈曲，使椎管容积缩小，从而使脊髓受压加重或影响脊髓血供而使症状加重；其次，要养成正确的锻炼习惯，动作要轻柔、缓慢，不可行剧烈的颈部屈伸扭转动作。因为颈部剧烈运动会刺激黄韧带增生、增厚，且会产生新的纤维环或后纵韧带的损伤，加重椎间盘突出或产生新的椎间盘突出；再次，还应选择正确的康复治疗。颈部牵引治疗必须在理疗师的指导下进行，不可盲目自行牵引。对于脊髓型颈椎病，牵引应在仰卧位进行。因为坐位枕颌带牵引常使颈椎处于过伸位，可使椎管容积变小而加重颈椎病。牵引重量应逐渐增加，但最大一般不超过5公斤。社会上流行的按摩治疗亦应慎重，粗暴手法常使颈椎病加重，甚至会引起截瘫，应尽量避免，可进行一些轻柔手法按摩以减轻颈周软组织的不适感。药物治疗方面，可选用一些神经营养药物，如维生素 B_1、维生素 B_{12}等，以延缓该病的进展。

129. 颈椎病病人的睡枕有什么要求？

颈部姿势对颈椎病症状有明显影响，其中睡眠姿势的影响尤大。许多病人自己发现在出差后症状常常加重，这是由于宾馆的枕头常常高低不合适，不是太厚就是太薄，令人睡眠不舒服。只有经常出差的人才能省悟出“高枕并非无忧”。只有枕高合适才可以无忧。

由于人体的颈椎有正常的生理弯曲，从侧面看颈椎有轻度前凸，从正面看，颈椎排列是一直线，既不向左也不向右弯曲，只有保持这种状态时，颈部的肌肉、韧带、椎间盘及颈部其他器官，如气管，颈动、静脉和神经组织才能处于合理的放松舒服状态。而高枕时，无论是左侧卧还是右侧卧，都会使颈椎处于非生理弯曲状态（图 84），这就使颈部肌肉，颈椎骨和韧带等都处于紧张状态，得不到真正放松和休息，甚至使一些神经和血管受压，使颈椎病症状在睡后加重。同样如果低枕或不用枕睡觉，一样也使颈椎处于非生理弯曲状态（图 85），也会发生高枕一样的弊病，那么枕头高为多少合适呢？没有统一的标准，应结合自己体型摸索。一般以仰卧时头枕于枕上，枕中央在受压状态下高度 8～15 厘米为宜，而在枕的两端，应比中央高出 10 厘米左右，因为侧卧时，肩部在下垫起，会使颈椎弯曲，增加枕两端高度则可消除这一不良影响，以保持颈椎的生理弯曲（图 86），当然枕头的高度还要根据个人感觉进行调整，以睡醒后，颈部无任何不适为宜。

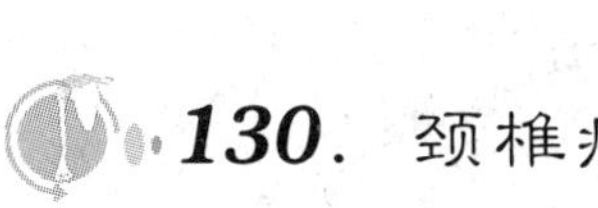
图 84　高枕致颈椎侧弯

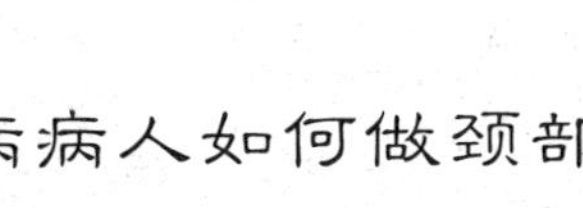
图 85　低枕致颈椎侧弯

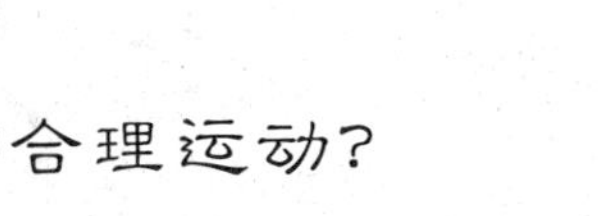
图 86　枕高合适

130. 颈椎病病人如何做颈部合理运动？

颈椎是人体脊柱中运动最多的部位。日常生活中，低头、仰头、左顾右盼无不都是基于颈椎可在不同方向上运动的结果。一般情况下，颈椎可在冠状面上做左右侧偏，在矢状面上做低头和仰头，在横断面上做左右转动等动作。颈椎病病人，由于颈椎有不同程度的骨质增生和椎间盘退变，颈椎活动受到不同程度的限制。如果运动不当可诱发或加重颈椎病的症状。因此颈椎病病人如何进行颈部合理运动，无论是对颈椎病的防治，还是日常生活的需要，都极其重要。下面结合图示介绍一下颈部合理运动，供广大患者参考，如果在运动过程中，有不适感觉，需及时就医，必要时可做颈部制动。

低头运动：坐在椅子上，双眼平视前方，慢慢低头，使下颌尽量贴向胸部，保持这一姿势2~3分钟，然后慢慢将头恢复到原位置（图87A）。

仰头运动：坐在椅子上，双眼平视前方，慢慢仰头朝向天花板，保持这一姿势2~3分钟，然后慢慢将头恢复到原位置（图87B）。

左偏运动：坐在椅子上，双眼平视前方，慢慢将耳向左肩贴近，保持这一姿势2~3分钟，然后慢慢将头恢复到原位置（图87C）。

右偏运动：坐在椅子上，双眼平视前方，慢慢将右耳贴向右肩，保持这一位置2~3分钟，然后慢慢将头恢复到原位置（图87D）。

左转运动：坐在椅子上，双眼平视前方，慢慢地向左转动头部，并从左肩上方向后看，保持这一姿势2~3分钟，然后将头慢慢恢复到原来位置（图87E）。

右转运动：坐在椅子上，双眼平视前方，慢慢地向右转动头部并从右肩上方向后看，保持这一姿势2~3分钟，然后将头恢复到原位置（图87F）。

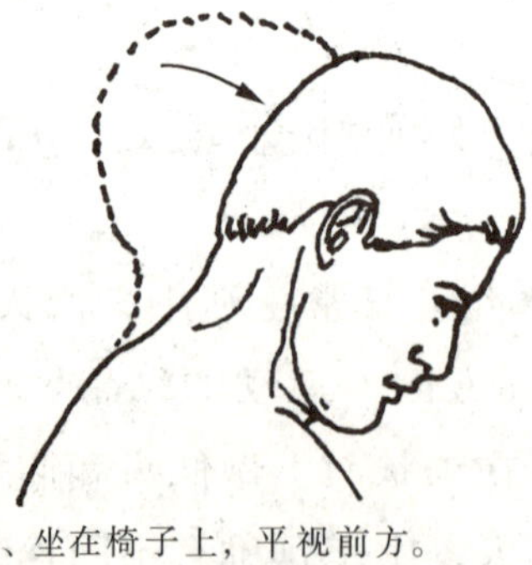

A、坐在椅子上，平视前方。慢慢低头，使下颌贴向胸部。然后慢慢将头恢复到原位置。

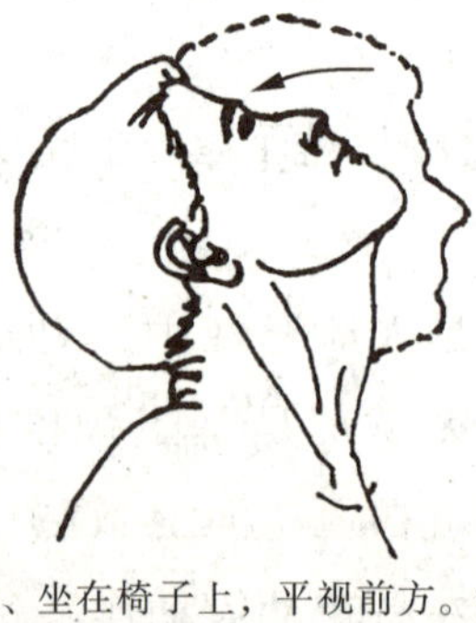

B、坐在椅子上，平视前方。慢慢仰头朝向天花板。然后慢慢将头恢复到原位置。重复练习。

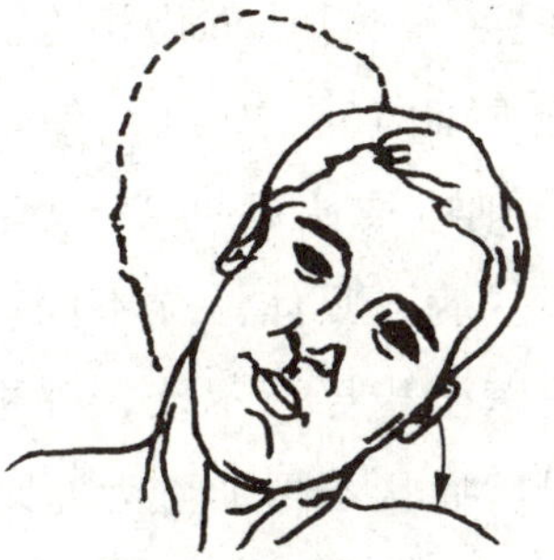

C、将头左偏，坐在椅子上平视前方，慢慢将左耳向左肩贴近，然后慢慢将头恢复到原位置。

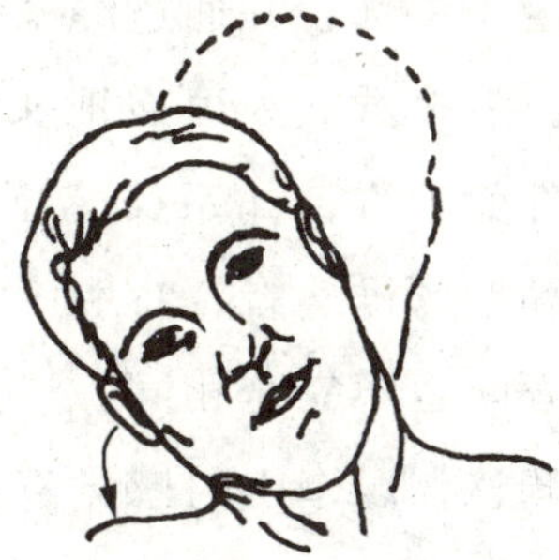

D、将头右偏，坐在椅子上平视前方，慢慢将右耳贴向右肩，然后慢慢回复原位。

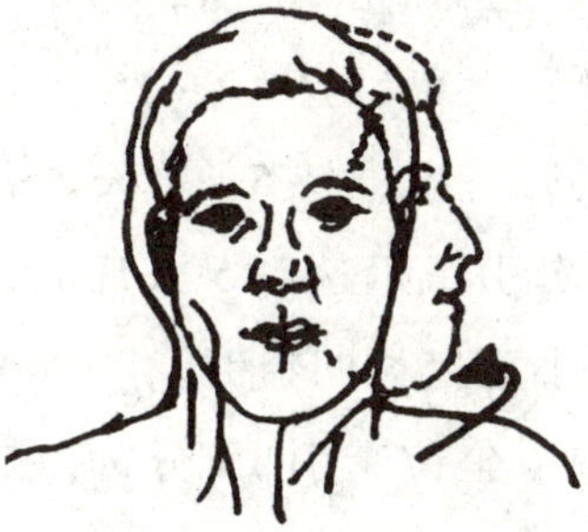

E、左旋，坐在椅子上平视前方，慢慢地向左转头部并从左肩上方向后看，然后慢慢旋回到原位，重复练习。

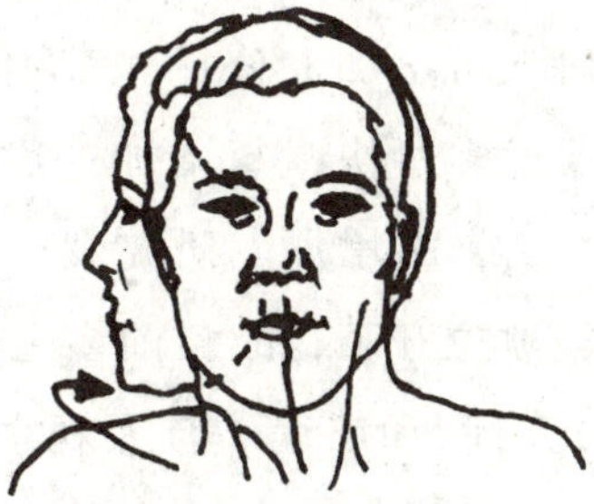

F、坐在椅子上平视前方，慢慢地向右旋转头部并从右肩向后看，再慢慢回到原处。

图 87 颈部锻炼法

上述运动方法，均要缓慢进行，每次按低头→仰头→左偏→右偏→左转→右转顺序进行运动，每次可重复 2～3 次。

131. 家庭颈椎牵引如何做？

治疗颈椎病的方法很多，其中颈椎牵引是公认的首选方法。颈椎牵引可以缓解颈部神经根、椎动脉和脊髓所受到的压迫或刺激，同时还具有促进局部血液循环和消肿止痛的作用。其方法简单，应用方便，可以在家里进行。但牵引时，需要注意以下几点。

（1）牵引体位和方向　颈椎牵引一般取坐位，具体做法是：用枕颌带固定于头部，并通过绳索和滑轮装置，与悬挂重物相连。至于牵引方向，大多数病人可以取头颈稍向前屈曲15～20度，使牵引力量来自颈部前上方；如系交感型颈椎病，则应取头后仰15度牵引；属早期脊髓型颈椎病者，宜取中立位牵引。病人具体情况不同，牵引的体位和方向也不完全相同，病人可以请医生指导、示范，并根据自我感觉来调整，以牵引时感觉舒适，牵引后症状不再加重为原则。

（2）重量　颈椎牵引的重量由自己掌握。刚开始几次的牵引重量宜轻些，如从3公斤（约相当于一块半砖头的重量）开始，牵引3～5天后如果没有什么明显的不适反应，可以逐渐增加。男子、体质好的人，每次可增加1公斤。牵引重量最大可以达10～15公斤。增加重量不要过多过快，每增加一次重量后，应维持5～7天，若自我感觉良好，再斟酌增加。研究发现，当牵引重量达到5公斤时，颈椎椎体就已经被拉开了，故目前多主张用小重量长期牵引。

（3）时间和疗程　有人观察发现，坐位牵引15分钟以后，椎体之间的距离才能分开，但牵引时间过长，距离并不相应增加，相反可以使头后部皮肤的神经受到压迫，出现局部麻木感觉。因此每次牵引的时间15～30分钟即可。每天至少牵引一次，若条件允许，可牵引2～3次，一般20天为一个疗程，如果有效可以继续牵引。若连续两个疗程后症状仍不缓解，应暂停牵引治疗，改用其他方法治疗。

（4）副作用　绝大多数病人经过牵引治疗后，症状和体征都能得到不同程度的缓解，甚至完全消失。但也有少数病人在牵引中或牵引后症状加重，或者出现头昏、头后部发麻、颈背部疲劳等感觉。此时首先应改变牵引的体位和方向，如将前屈位改变中立位，减轻牵引重量；或者缩短牵引时间，找出适合自己的最佳牵引条件。同时还要寻找有无其他原因，如感冒、睡眠不好、过度疲劳等，并给予及时处理和调整。如果经过上述处理，症状仍不能缓解，甚至加重，应及时去医院复诊，由医生重新制订治疗方案。

132. 怎样纠正不良的体位?

工作学习时的体位是一个十分重要又易被人们忽视的问题。不良的体位和生活习惯易造成颈部劳损，而且是颈椎病的发生、发展与复发的主要原因之一。我们知道在屈颈情况下，颈椎间盘内所承受的压力较后仰位为高，如果在此状态下再加之旋转、侧屈更增加负载，局部压力更高，从而加速颈椎退性行改变。此种情况可见于任何职业，但多见于打字员、手术室护士、会计、计算机操作员、钟表装配工。

应根据具体情况采取相应措施:

(1) 定期改变头颈部体位　对某种职业需要头颈仅向一个方向(以前屈及左右旋转为主) 不断转动或相对稳定，除直接引起椎间隙内压改变以外，也易使张力较大的一侧颈部肌肉疲劳，为改变这一不良后果，应让患者每当头颈向某一方向转动之后，然后再向另一相反方向转动，并在短短的数秒钟内重复多次。其时间长短酌情而定，但不宜超过30分钟，此既可有利于颈椎保健，又可消除疲劳感。

(2) 定期远视　当长时间近距离看书、看物时，尤其是处于低头状态者，既影响颈椎，又易引起视力疲劳。为此每当伏案过久之后，应当抬头远视半分钟左右，待颈部及眼睛疲劳消退之后再继续工作。

(3) 注意正确的体位　写字时应坐直，不要低头伏在桌上；看书时不要驼背、过分低头；应坐正，尽可能将书和眼睛保持平衡，不要躺在床上看书，坐在沙发上看电视时，两眼应平视 (约仰5~10度) 为佳。

(4) 调整座椅高度　如果桌面或工作台面过高，会使头颈部呈仰伸状态，而座椅过高则势必呈屈颈状态；此两种位置均可致颈部肌肉疲劳。